치매를 산다는 것

CHIHO WO IKIRU TO IU KOTO
by Isao Ozawa
© 2003 by Shinobu Ozawa
Originally published in Japanese by Iwanami Shoten, Publishers, Tokyo, 2003
This Korean language edition published 2009 by Iaso Publishing Co., Seoul
by arrangement with the author c/o Iwanami Shoten, Publishers, Tokyo

이 책의 한국어판 저작권은 토니 인터내셔널을 통해
Iwanami Shoten, Publishers와의 독점 계약으로 도서출판 이아소에 있습니다.
저작권법에 의해 한국 내에서 보호를 받는 저작물이므로 무단전재와 무단복제를 금합니다.

치매를 산다는 것

기억을 잃어버린 사람들의 마음과 생각, 그리고 치유의 길

오자와 이사오 지음 | 이근아 옮김

치매를 산다는 것

초판 1쇄 발행 2009년 6월 15일
초판 4쇄 발행 2021년 11월 11일

지은이 오자와 이사오
옮긴이 이근아
펴낸이 명혜정
펴낸곳 도서출판 이아소

등록번호 제311-2004-00014호
등록일자 2004년 4월 22일
주소 04002 서울시 마포구 월드컵북로5나길 18 1012호
전화 (02)337-0446   **팩스** (02)337-0402

책값은 뒤표지에 있습니다.
ISBN 978-89-92131-16-2 13510

도서출판 이아소는 독자 여러분의 의견을 소중하게 생각합니다.
E-mail: iasobook@gmail.com

여는 글

생의 진실과 관계의 아름다움을 엿보다

나는 오랜 세월 정신병원과 노인의료시설에서 정신과 의사로 치매 치료에 전념해 왔다. 따라서 치매에 대해 지나치게 낙관적으로 이야기하지는 못한다. 치매는 분명 치료하기 어려운 병이다. 환자 본인은 물론 그 가족들에게도 힘든 일이다. 그럼에도 불구하고 나는 언제부터인가 죽음이 아니라 삶의 편에 서서 빛을 비추고 싶다고 생각하게 되었다.

신기하게도 치매를 앓는 사람들과 그 주변 사람들의 투명한 웃음을 볼 때마다 치매를 치료해야 할 입장에 있는 우리가 오히려 격려를 받고 위안을 얻었다. 그러는 가운데 치매를 앓는 사람들의 마음이 아주 조금이기는 하지만 보이게 되었다.

늙는다는 건 참으로 무서운 일
내 어머니 인간이라 할 수 없는 낯선 자가 되어가네

늙고 눈먼 어머니의 말은 귀신의 말이 되어가고
　　나 또한 악마로 변해가니
　　망령든 어머니 나무라며 눈물 흐른다
　　고통의 사바세계 그곳에 나도 사네

　치매를 앓는 어머니를 간호하면서 딸이 쓴 시이다.
　치매를 안고 살아간다는 것은 번뇌로 가득한 세상을 방황하는 것과 같다. 치매를 앓는 사람과 마주보고 살아가는 사람들 역시 번뇌의 사바세계에 살고 있다고 느낄 때가 있을 것이다.
　그럼에도 시인은 이렇게 노래한다.

　　죽음의 편에서 보면
　　그 무엇보다 선명하고 붉게 반짝일 생이여

　살고, 죽고, 치매를 앓는 것이 아무리 비참하더라도, 생(生)이란 죽음이라는 입장에서 보면 너무나도 강렬하고 붉게 빛날 것이라는 말이다. 생의 비참함을 철저히 경험한 자만이 도달할 수 있는 맑고 밝은 달관의 경지가 느껴진다.
　치매에는 분명 비참함만이 아니라 광명도 있다. 이 말을 금방 이해하기 힘들지도 모르겠다. 도대체 거기에 무슨 광명? 간병하는 며느리를 도둑으로 몰아치고, 길을 잃고 귀신같은 얼굴로 거리를 배회하는 그런 삶에 무슨 광명이 있을 수 있단 말인가?

그러나 거기에는 분명 그 어떤 것도 보여줄 수 없는 빛이 있었다. 나는 삶과 죽음 사이를 살아가는 고통과 거기서 태어나는 투명하고 맑은 빛을 많은 사람들에게 전하고 싶었다. 그 느낌을 말로 전달하는 데는 한계가 있다. 나는 치매 케어를 하면서 언어의 한계를 절감하게 되었다.

그래서 몇 권의 책에 신세를 많이 졌다. 특히 작가 하루코가 치매를 앓는 아내를 간호하면서 쓴 자전소설 3부작은 그들의 마음을 이해하는 데 큰 도움이 되었다. 또한 알츠하이머병을 앓는 한 인텔리 여성이 직접 쓴 에세이도 인식의 지평을 넓혀주었다. 이런 저작은 치매 교과서나 의학적 기록보다 더 중요한 가르침을 제공해주었다. 독자들도 책에 수록된 대목을 읽어나가면서 나와 비슷한 체험을 할 수 있으리라 기대해본다.

오랜 세월 치매를 앓는 노인들과 함께 지내면서 나는 생의 진실과 관계의 아름다움을 엿볼 수 있었다. 그들의 이야기에 귀 기울이고 그들의 마음에 다가가려고 노력하면서 나는 조금씩 그들의 마음이 어떻게 움직이는지 알게 되었다.

그런 배움과 케어 경험을 통해 나는 소중한 인생의 지혜를 발견할 수 있었다. 허세와 가식을 뛰어넘어 사람과 사람이 근원적인 관계를 맺을 때 얻는 만족감, 비참한 상황에서 서로 도움을 주고받으면서 느끼는 절절한 행복감, 미래에 대한 불안과 과거에 대한 집착에서 벗어나 오늘을 사는 충만함, 이런 것들에 대해 다시 생각해볼 수 있는 기회를 갖게 된 것이다. 죽음을 앞두고 치매를 앓는 노인들 곁에서 역설적이게도 인생을 잘 사는 방법을 배운 것이다.

치매라는 병은 마음과 몸을 함께 들여다봐야 하는 병이다. 그런데 우리는 그동안 그들을 관리 대상으로서만 바라봤을 뿐이다. 나타나는 증상을 어떻게 가라앉힐 것인지만 고민했지 그런 증상이 나타나는 근원에 무엇이 있는지, 마음은 어떻게 움직이는지 보려고 하지 않았다.

그들의 마음을 이해하면 그들이 겪는 아픔과 슬픔, 기쁨과 희망이 보인다. 그들이 보이는 공격적인 행동 뒤에 숨은 불안과 두려움을 알아챌 수 있다. 방금 식사를 한 사실조차 기억하지 못해도 기쁘고 슬픈 감정만은 마음속에 남아 축적된다는 사실을 알 수 있다.

그렇게 희미하게나마 마음을 보고 나면 무엇을 어떻게 해야 하는지 알게 된다. 우리의 작은 배려와 관심으로 상태가 상당히 호전되기도 한다.

여기 치매에 걸린 두 노인이 있다. 우울한 눈빛으로 배회하는 노인을 침대에 묶어두고 '편히 쉬라고'만 한다. 욕창이 생기고 표정은 산송장같이 딱딱하다. 그러다 죽음을 맞는다.

똑같이 치매에 걸렸어도 예전의 솜씨를 발휘해가며 하루하루를 열심히 사는 노인이 있다. 그의 웃는 얼굴에서는 인생을 달관한 이만 가질 수 있는 투명함과 상쾌함이 느껴진다.

두 삶에는 너무나 큰 차이가 있다. 이 차이는 치매라는 병의 차이가 아니라 그들이 처한 상황 때문에 생긴다. 그들의 불행과 비참함은 우리가 만들어낸 불행이며 비참함이다.

우리는 늙고 병드는 일을 자연스러운 삶의 과정으로 받아들이는 연습을 할 필요가 있다. 우리 사회가 노화와 병을 자연스럽게 받아들이면 치매라는 난치병을 안고 있어도 활기차게 살 수 있을 것이다.

이 책을 통해 그들의 생각이 세상에 알려지고, 그들에게 조금이라도 도움이 되기를 바란다. 아울러 아직 '늙지 않은' 독자들이 어떻게 나이 들어가야 할지 조금이라도 힌트를 얻을 수 있기를 바란다.

차례

여는글 생의 진실과 관계의 아름다움을 엿보다 5

1장 치매를 산다는 것

치매라는 병 17
도대체 머릿속에서 무슨 일이 일어난 것일까 | 원인을 알아야 치료가 가능하다
치료할 수 있는 경우와 치료할 수 없는 경우 | 삶의 방식과 인생사에 따라 다르다

그들이 살아가는 방식 23
당신이 지금 치매에 걸렸다면 | 정신분열병이라는 독특한 삶의 방식
살아가는 한 가지 방식일 뿐 | 그들이 보는 세상, 그리고 생각

2장 치매를 살아가는 모습

치매는 어떤 경과를 거치는가 31
'4명 중 1명'이 의미하는 것 | 경과, 사람마다 다르다 | 초기_나이 탓일 거야
중기_어디선가 본 얼굴인데, 누구? | 말기_말도 잊고 먹지도 못하고

자전소설로 들여다본 그들의 세계 36
경과, 그 너머에 있는 진실 | 아내를 간병하며 쓴 자전소설 3부작
그 부부가 함께 산 세월

《천장에서 내려오는 슬픈 소리》_초기 39
그게 시작이었나? | 잊어버린다는 사실을 잊어버려
실수를 해놓고도 담담하게 나오는 까닭 | 사건은 기억 못해도 감정은 축적된다
현재와 과거를 오가는 생각 | 부주의한 불 단속 | 감시받고 있다는 느낌

한밤중에 하는 행동이 뜻하는 것 ｜ 올바른 지적보다 오해가 낫다
깊은 슬픔에서 찾아낸 희망

《어떤 인연으로》_중기 55
아내 대신 빨래를 하며 ｜ 아내를 집에서 돌보고 싶어 하는 남자의 마음
그럼에도 불구하고 씩씩하게 살아내는 길 ｜ 머리 잘리던 날의 쓸쓸함
오랜 간병으로 얻게 된 그 무엇 ｜ 집 밖으로 나가는 아내
처량하기 때문에 더 행복한 기분 ｜ 소변이 만든 맑은 실개천
입소하는 아내와 남편의 눈물

《그럴지도 모른다》_말기 70
남편도 못 알아보는 아내를 기다리며 ｜ 중증 환자의 예리한 혼잣말
희망과 빛을 찾아 떠나는 여행

3장 그들의 마음이 있는 곳

귀 기울이면 보이는 세계 79
마음에 다가가기 ｜ 우리의 마음과 이어져 있다

초기_미래에 대한 불안 81
나이 든 사람들의 마음에 다가가는 길 ｜ 도둑맞았다는 망상
딸을 도둑으로 모는 엄마의 속내 ｜ 왜 신세지고 있는 사람을 공격할까
공격성 뒤에 숨은 불안과 쓸쓸함 ｜ 정말 원래부터 그런 사람일까
의지하고 싶지만 신세지는 건 싫어 ｜ 상실감과 공격성 사이에서
망상의 밑바닥에 있는 감정 ｜ 늙어간다는 것 ｜ 그들의 불안에 다가가면
큰 진동을 일으키는 몇 가지 라이프 이벤트 ｜ 망상이 나타나기 쉬운 성격
파란만장한 인생을 잘 극복해온 사람들 ｜ 자기중심적이고 제멋대로인 사람들

타인과의 거리가 붕괴되는 불편함 | 자연스러운 일로 받아들이면 쉬워진다
아내에게 매달리는 남성의 심리 | 집에서 간병할 때 생기는 문제
약자가 되어버린 사람의 반격 | 생각지도 못한 깊은 불안

중기_과거에 대한 집착 124
집을 나가기 시작하다 | 무엇에나 원인이 있다
여러 가지 배회행동 | 시간을 건너뛸 수 없다 | 과거에 집착하는 이유

말기_과거도 미래도 버리고 지금 여기에 140
언어와 이치를 뛰어넘은 교제 | 부처의 얼굴 | 함께 보낸 시간의 무게

4장 잃어버린 자유

알츠하이머 환자가 쓴 작품에서 149
나는 누가 되어 가나 | 두려움과 불안 | 쉽게 지치다
'동시진행형 인간'의 해체 | 쇼핑센터에서 느끼는 괴로움
의학이 알지 못하는 세계

치매를 안고 살아가는 어려움 155
일상생활의 불편과 곤란 | 몸으로 기억하는 기억 | 건망증이 있으면 치매?
불편을 덜어주는 보조장비 | 길을 잃는 것은 방향감각장애 때문인가
생활의 프로그램화가 필요하다 | 전체가 보이지 않아 | 내가 붕괴된다
기억은 사라져도 느낄 수는 있다

망상을 일으키는 마음의 움직임 170
새로운 삶의 방식을 강요하므로 | 양 극단에 있는 두 마음
몸부림의 결과 | "제발 옆에 있어줘!" | 책임을 떠넘기기 위해

5장 치매 케어의 현장

몸과 마음을 함께　181
치료만으로는 부족하다　|　마음과 몸 그리고 생활
노년의 상처와 상실　|　엄마가 아이의 상태를 알아채듯이
기적과도 같은 변화　|　몸과 마음을 모두 살핀다

도둑망상이 해결되는 장면　190
케어가 필요할 때　|　저마다의 스토리를 읽는다
마음이 통하고 관계가 변한다　|　책임소재를 추궁하지 않는다
상실감을 받아들이다　|　공격성을 받아들이다　|　관심과 사랑은 남는다

안심하고 살 수 있는 사회를　200
에너지가 넘치면 증상도 심하다　|　"지금 그대로도 좋아요"
전투가 끝나고 고요한 휴식이 찾아오기까지　|　새로운 삶의 방식 찾기
아름다운 마무리　|　치매에 걸려도 안심하고 살 수 있는 방법

6장 생명의 바다

무한히 이어지는 관계의 망　213

맺는 글　나를 성장하게 해준 사람들　215

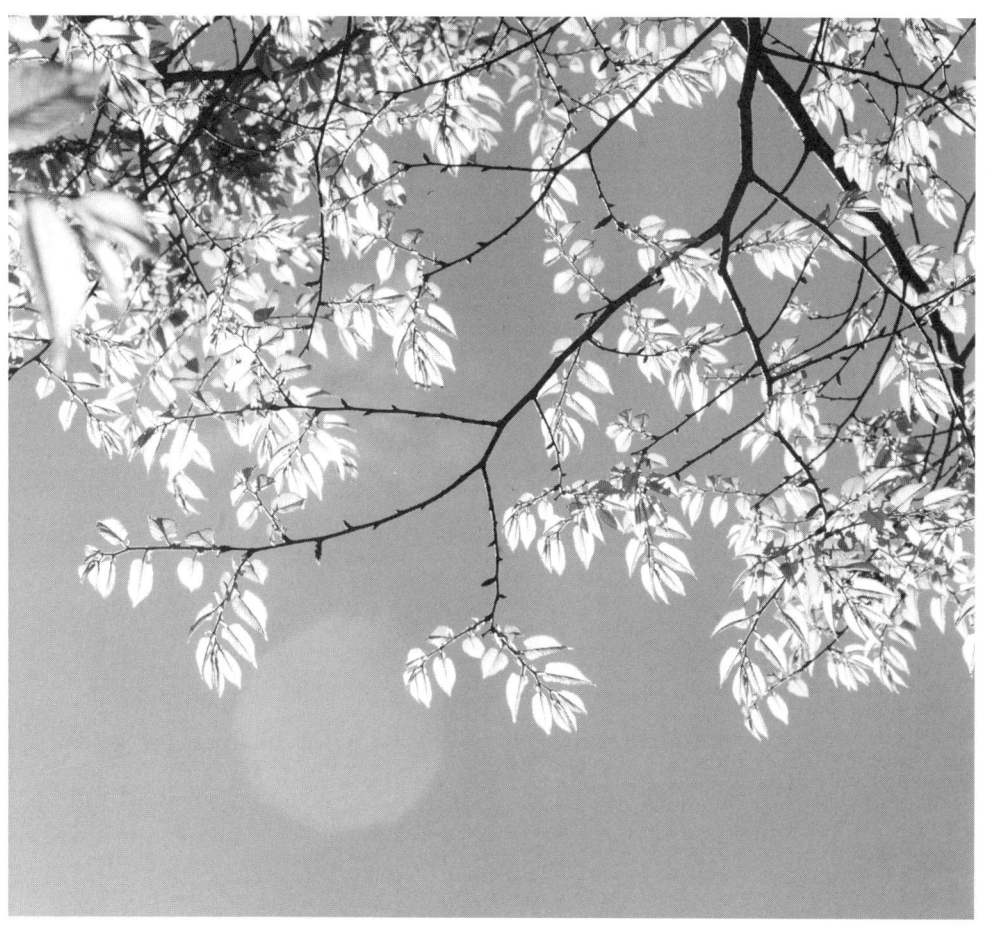

1장

치매를 산다는 것

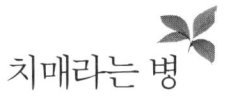

치매라는 병

도대체 머릿속에서 무슨 일이 일어난 것일까

치매는 뇌질환이다. 치매라고 할 때 가장 먼저 떠오르는 병은 알츠하이머병일 것이다. 알츠하이머병에 걸린 환자가 사망한 후 그 뇌를 살펴보면 뇌가 눈에 띄게 수축되어 있다.

알츠하이머병이라는 병명은 1906년 독일의 정신과의사 알츠하이머가 최초로 보고했기 때문에 붙여진 이름이다. 이때 보고된 환자는 기억장애를 비롯해 여러 가지 정신증상과 행동장애를 보이다가 중증의 치매로 사망한 51세의 여성이었다.

환자가 사망해야 뇌를 검사할 수 있었던 과거와는 달리 최근에는 CT검사 등의 화상검진 기술이 발달해 살아 있는 동안에도 뇌 상태를 알 수 있다. 치매를 앓는 사람의 뇌는 정상인의 뇌와는 확연히 다르게 수축과 손상이 보인다. 이제는 손상이 나타나는 부위와 범위까지 알 수 있게 되었다.

나이를 먹으면 누구나 기억력이 떨어지는 것을 경험한다. 그러나 치매와 노화로 인한 기억장애는 명확하게 다르다. 자세한 설명은 뒤에서 하겠지만, 치매를 앓는 사람은 보고 들은 내용뿐만 아니라 보고 들은 적이 있다는 것 자체를 잃어버린다.

예를 들어 저녁에 무엇을 먹었는지 기억하지 못할 뿐만 아니라 저녁 식사를 했다는 것 자체가 기억에 남아 있지 않다. 누군가가 지적을 해도 잊어버린 것을 기억해낼 수 없다. 식사를 하고 나서 바로 밥을 달라고 하면서 간병인을 힘들게 하는 이유도 그 때문이다. 이러한 건망증은 나이를 먹었다는 이유만으로는 생기지 않는다.

또한 치매를 앓고 있는 사람과 정상인의 남은 수명을 통계로 비교하면, 치매를 앓고 있는 사람들의 수명이 짧다는 것을 명확히 알 수 있다.

알츠하이머병 환자는 발병 후 3년 안에 50퍼센트, 5년 안에 80퍼센트가 사망한다는 통계가 있다. 내 경험으로 볼 때 치료만 제대로 받으면 그 정도까지는 나빠지지 않는다. 그렇기는 해도 역시 치매라는 병은 정도가 심해지면 몸에 영향을 미칠 수밖에 없다. 언제부터인가 걷지도 못하고 자세도 유지할 수 없게 된다. 그러다가 결국 음식이나 물도 삼키기 힘들어진다. 결국 치매를 앓지 않는 사람보다 빨리 죽음을 맞이한다.

원인을 알아야 치료가 가능하다

앞에서 치매는 뇌질환이라고 이야기했다. 여기에는 몇 가지 추가 설명이 필요하다. 이를 위해서 이야기가 옆으로 좀 새지만 의학의 기본 개

넘부터 짚고 넘어가고자 한다.

예를 들어 열이 나고 기침과 가래 증상까지 있어서 병원에 갔다고 하자. 보통은 의사가 진찰한 뒤 필요하면 혈액검사나 엑스레이 검사를 한 후 병을 진단한다. 이런 과정이 필요한 이유는 단순한 감기 같은 증상이라도 독감이나 폐렴, 때로는 결핵 등 여러 가지 질환이 숨어 있는 경우가 있기 때문이다. 이런 질병은 치료법이 각각 다르기 때문에 근본적으로 병을 고치려면 증상만 치료하는 데서 그칠 것이 아니라 반드시 정확한 진단을 내려야 한다.

진단이 내려지면 그 다음은 질환의 원인을 찾는다. 예를 들어 폐렴으로 진단이 내려졌다고 하자. 폐렴의 원인은 폐렴구균인 경우도 있고 항생물질에 강한 MRSA라고 불리는 세균이나 에이즈 바이러스인 경우도 있다. 그 외에도 여러 가지 원인이 있을 수 있다. 같은 폐렴이라도 원인에 따라 치료법이 전혀 달라지기 때문에 정확한 원인을 찾아야 한다.

〈그림 1-1〉에 나타난 바와 같이 환자가 호소하는 증상의 근원이 되는 질환을 발견하고 질환의 원인을 찾아내, 그 원인을 제거할 수 있으면 질환은 치료된다. 질환이 치료되면 증상도 사라진다고 본다. 물론 이러한 사고방식으로 대응할 수 없는 질병도 많다. 그럼에도 의학의 기본이 증상, 질환, 원인이라는 점은 변함이 없다.

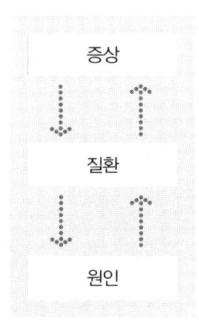

〈그림 1-1〉
의학의 기본 개념

치료할 수 있는 경우와 치료할 수 없는 경우

의학의 기본 개념에 대해 언급한 이유는 치매가 질환이 아니라 증상에 대한 명칭이라는 것을 설명하기 위해서다. 치매는 몇 가지 증상을 합쳐서 부르는 이름이다.

치매라는 증상이 나타나는 원인에는 여러 가지 질환이 있다. 교과서에는 100가지에 가까운 질환의 이름이 나와 있다. 그중에는 뇌종양, 만성 경막하혈종(두부외상을 받고 3주 이상 경과되면 서서히 뇌경막 아래 피가 고여서 혈종을 형성하고 이로 인해 뇌압 항진증상이 나타나는 질환), 정상압수두증(뇌 안에 다량의 수액이 괴는 질환)과 같이 수술로 치료되거나 개선되는 것도 있다. 또한 갑상선기능저하증, 비타민결핍증, 진행성마비(매독에 감염된 후 3~40년(평균 15년)의 잠복기를 거쳐 일어나는 신경매독성 질환)와 같이 약물을 투여하면 치매 증상이 나아지는 경우도 있다.

그러나 대부분의 치매는 치료가 어렵다. 그 대표적인 예가 알츠하이머병과 뇌혈관성 치매로, 이 두 가지가 치매의 70퍼센트 이상을 차지한다.

의학적으로 볼 때 알츠하이머병은 알 수 없는 원인으로 신경세포가 퇴화되어 치매에 이르는 질환이므로, 원래는 신경질환이라고 할 수 있다. 반면 뇌혈관성 치매는 뇌혈관이 막히거나(경색) 찢어져(출혈) 뇌에 손상이 일어나 치매에 이르는 질환이므로, 근본적으로는 혈관질환이라고 볼 수 있다. 하지만 일단 손상된 뇌세포는 재생되지 않으므로 현 단계에서 뇌혈관성 치매에 걸린 사람을 완치시킨다는 것은 불가능하다.

원인 불명인 알츠하이머병을 예방하는 방법은 없다. 하지만 뇌혈관성 치매는 뇌경색이나 뇌출혈을 일으키지 않도록 혈압을 조절하거나 당뇨병, 고지혈증, 심장질환이 있는 사람을 적절히 치료하면 치매를 상당 부분 예방할 수 있다. 또한 뇌경색이나 뇌출혈 재발을 예방하는 것은 이미 시작된 치매의 진행을 막는 방책이기도 하다.

삶의 방식과 인생사에 따라 다르다

치매의 증상에는 어떤 것들이 있을까? 우리는 한마디로 치매라고 정리해버리지만, 사실 치매의 증상은 너무나도 다양하다. 일반적으로 치매학에서는 치매가 있는 사람이라면 누구에게나 나타나는 중핵증상과, 사람에 따라 나타나는 방식이 전혀 다른 주변증상으로 나눈다〈표 1-1〉.

중핵증상	기억장애, 방향감각장애, 판단장애, 추상적 능력 장애 등	치매를 앓는 사람 누구에게나 나타난다	의학적 설명의 대상
주변증상	환각망상상태, 우울상태, 의욕장애, 섬망, 배회, 불결행위, 수집행위, 공격성 등	누구에게나 나타나는 것은 아니다	이해의 대상

〈표 1-1〉 중핵증상과 주변증상

　중핵증상으로는 기억장애, 방향감각장애(지금이 언제인지, 자신이 있는 장소가 어디인지 파악하지 못하는 장애), 판단장애, 사고장애, 언어나 수와 같은 추상적 능력의 장애 등을 들 수 있다. 주변증상으로는 물건을 놓아둔 장소를 잊어버리고 '도둑맞았다'고 우기는 도둑망상이나 배우자가 바람을 피우고 있다고 의심하는 질투망상(부정망상)과 같은 망상 상태, 불면, 우울상태(느낌이나 생각이 억눌려 답답한 병적 상태), 불안이나 초조로 인해 배회하기, 배설물을 가지고 노는 행위, 수집행위,

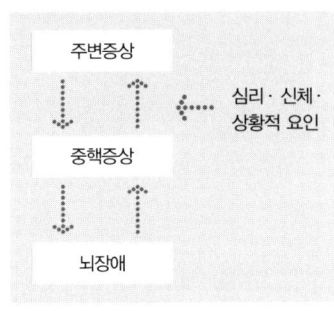

〈그림 1-2〉
주변증상과 중핵증상이 발생되는 과정

공격성과 같은 행동장애까지 다양한 증상을 들 수 있다.

중핵증상과 주변증상은 〈그림 1-2〉와 같이 발생되는 과정도 다르다. 중핵증상은 뇌장애가 직접적인 원인이지만, 주변증상은 중핵증상에 심리, 상황, 신체적 요인이 합쳐져 2차로 발생한다. 다시 말해 주변증상이란, 치매로 인한 중핵증상 때문에 불편하고 난처한 상황을 겪게 되면서 이것을 해결하고자 여기저기 헤맨 끝에 당도한 결과라고 할 수 있다.

예를 들어 주변증상 중 도둑망상이 있다. 물건을 놓아둔 곳을 잊어버리고 찾아다니다가 결국 '도둑맞았다'고 생각하게 되는 증상이다. 말하자면 기억장애의 2차적인 귀결이다. 그러나 놓아둔 장소를 잊어버렸다고 해서 누구나 다 망상에 빠지는 것은 아니다. 따라서 치매나 주변증상에 대해 이해하려면, 그 사람이 치매를 살아가는 방식이나 처한 상황을 염두에 두어야 한다.

중핵증상은 뇌장애가 원인이므로 의학적으로 설명할 수밖에 없다. 하지만 주변증상을 이해하기 위해서는 치매라는 병을 살아가는 한 사람 한 사람의 삶의 방식이나 살아온 길, 현재 생활까지 볼 줄 아는 눈이 필요하다.

그들이 살아가는 방식

당신이 지금 치매에 걸렸다면

대학 강의에서 학생들에게 "지금 갑자기 치매에 걸린다면 어떻게 할 것인가"라는 질문을 한 적이 있다.

"5분 전의 일도 기억할 수 없고 이곳이 어디인지도 알 수 없다. 앞에서 이야기하고 있는 사람도, 옆에 앉아 있는 사람도 누군지 모른다. 그럼 어떻게 될까?"

어떤 학생은 "불안해서 소리를 지를 것 같다"고 대답했다. 또 다른 학생은 "고개를 숙이고 가만히 있는다"고 했다. "교실에서 뛰쳐나간다" "울음을 터뜨린다" "허둥대며 갈팡질팡할 것이다"라고 대답한 학생들도 있었다.

"그래요, 사람마다 각자 다르겠죠. 아마도 성격이나 지금까지 위기에 처했을 때 어떻게 대응해왔느냐에 따라 달라질 겁니다. 이 차이가 바로 주변증상의 차이라고 할 수 있습니다."

내가 이렇게 말하자 한 학생이 손을 번쩍 들었다.

"교수님, 각자의 성격에 따라서도 차이가 나겠지만 주변 사람들이 어떻게 대응하느냐에 따라서도 결과가 달라지지 않을까요? 예를 들어 상냥하게 어깨를 끌어안아주는 사람이 주변에 있을 경우와 '대체 뭐하는 거야!' 하고 화를 내는 사람이 있을 경우, 행동이 완전히 달라질 거라고 생각합니다."

정답이다. 주변증상은 중핵증상으로 인한 심신의 부자유, 부자유한 상태로 살아가는 사람들의 삶의 방식, 그리고 그들이 놓인 상황, 이렇게 세 가지가 서로 얽히고설켜서 발생하는 복잡한 과정이다.

정신분열병이라는 독특한 삶의 방식

이 장에서는 '살아가는 방식으로서의 치매'를 살펴보려고 한다. 이 표현이 익숙하지 않을 것이다. 그러나 이 말은 선례가 있다.

H·S·설리번(1892~1948)이라는 미국 정신분석의가 있었다. 그는 "정신의학은 대인관계에 대한 학문이다"라는 유명한 말을 남긴 사람으로, 정신분석이라고 부르기 힘든 독특한 이론을 내세우며 평생을 걸고 정신병원에서 정신분열병에 대한 정신요법을 추구했다.

아직 향정신의약품도 없고 정신분열병을 고친다는 생각 자체도 희박했던 시대였지만, 그는 정신분열병자 곁을 거의 떠나지 않고 치료를 진행해 나갔다. 특히 환자가 처음으로 입원했을 때는 남자 간호사가 중심이 되어 24시간 체제로 환자 곁을 지켰다고 한다.

그가 이러한 요법을 실시한 것은 정신분열병이라는 병이 있는 것이 아니라 정신분열병자라고 불리는 사람들에게 특유의 삶의 방식이 있다고 생각했기 때문이다. 그가 실천한 정신요법은 정신분열병자가 사는 방식에 아주 가까이 접근하는 것이었다(최근 정신신경의학회가 정신분열병을 종합실조증이라는 이름으로 변경할 것을 제창했지만, 아직 새로운 명칭이 익숙하지 않다고 생각되어 이 책에서는 그대로 정신분열병이라는 명칭을 사용하기로 한다).

살아가는 한 가지 방식일 뿐

이 책에서 나는 설리번을 본떠서 '치매라는 삶의 방식'을 생각해보고자 한다. 그러나 나는 의사이기에 치매라는 병이 있다는 생각을 버릴 수는 없다. 치매의 근원에는 뇌장애가 있으며, 그로 인해 기억장애, 방향감각장애, 언어장애 같은 증상이 나타나 치매 환자들에게서 모든 자유를 앗아간다.

그러나 병을 앓고 있는 사람들이 살아가는 방식은 저마다 다르다. 예를 들어 위궤양이라는 병이 있어도 말술도 불사하고 철야도 마다하지 않으면서 사는 사람이 있을 것이고, 의사의 지시를 빈틈없이 지키며 '저 사람은 위궤양을 고치기 위해 살고 있는 것 같아'라는 야유를 받을 정도로 지나치게 예민한 생활을 하는 사람도 있을 것이다. 이것은 어느 쪽이 올바른가 하는 문제가 아니다. 그 사람의 삶의 방식에 대한 문제다.

치매의 경우도 마찬가지라고 할 수 있다. 치매를 앓는 사람들이 삶의 방식을 의식적으로 선택했다고는 말하기 힘들지만 치매를 안고 살아가는 삶의 방식은 사람마다 다르다. 그것이 단적으로 나타나는 것이 여러 가지 주변증상이다. 똑같이 치매를 앓고 있어도 사람에 따라 나타나는 주변증상은 각기 다르다.

주변증상은 의학적으로는 부차적인 것으로 간주되고 있지만 치매 치료라는 입장에서 보면 오히려 주된 대상이다. 예를 들어 기억장애(건망증)가 있다고 생각해보자. 건망증이 있다는 것은 분명히 큰 문제다. 그러나 자신이 물건을 놔둔 장소를 잊어버리고(여기까지는 중핵증상), "없어, 없어!" 하고 찾아다니다가 '도둑맞았다'는 결론을 내리고 가까이 있는 간병인을 도둑으로 몰면서(주변증상) 주변을 곤경에 빠뜨린다.

방향감각장애의 경우도 마찬가지다. 방향감각장애는 시간, 공간, 인물 순으로 장애가 진행되는 것이 원칙이다. 그러니까 처음에는 지금이 어떤 계절인지, 몇 시인지, 무슨 요일인지 알 수 없게 된다. 그러다가 자신이 있는 장소가 어디인지 알 수 없게 되고, 치매가 더 깊게 진행되면 가까운 사람조차 못 알아보게 된다.

여기까지가 중핵증상이다. 사실 이 자체도 엄청난 사태다. 그러나 그 이상으로 곤란한 상황이 닥치게 된다. 예를 들어 시간을 인식하지 못하게 되어 한밤중에 일어나 밥을 먹자고 조르는 경우도 생긴다. 또한 장소를 인지하지 못해 집에 있어도 '집에 돌아가자'고 하거나 '나가자'고 하기도 한다. 이럴 경우 미아가 될 수도 있으므로 보호자나 간병인들이 고생한다.

이와 같은 주변증상은 사람에 따라서 아주 심하게 나타나기도 하고 별로 눈에 띄지 않기도 한다. 앞에서도 이야기했듯이 물건을 놓아둔 장소를 잊어버린 사람들이 모두 '도둑맞았다'고 주장하는 것은 아니다. 또 장소를 인지하지 못하는 사람들이 모두 배회하는 것도 아니다.

이처럼 어떤 사람들에게는 주변증상이 심하게 나타나고 어떤 사람들에게는 그다지 눈에 띄지 않는 이유는 무엇일까? 뒤에서 자세하게 설명하겠지만, 간단히 말하면 증상이 나타나는 과정에서 삶을 살아가는 방식이나 치매를 살아가는 한 사람 한 사람의 인생이 짙게 배어 나오기 때문이다.

그들이 보는 세상, 그리고 생각

치매 치료의 선구자 중에 무로후시 군시 선생이 있다. 지금은 정년퇴직했지만 오랫동안 국립기쿠치병원 원장으로 있었고, 치매병동을 앞장서서 만든 인물이다. 무로후시 선생의 말 중에 다음과 같은 명언이 있다.

"치매가 무엇인지 묻지 말고 치매 노인이란 어떤 사람인지 물어라. 그러면 치매라는 핸디캡을 갖고 있으면서도 열심히 노력하고 있는 모습으로 그들을 인식하게 된다."

나는 지금까지 치료를 하면서 막막할 때면 언제나 이 말을 떠올리며 초심으로 돌아간다. 치매를 오랫동안 앓고 있는 사람들과 지내다 보면 '열심히 살고 있다'는 말이 정말 맞는 말이라는 생각이 든다. 나보다 그들이 훨씬 삶을 열심히 산다고 느끼는 것이다. 대상에 대한 경외심이 없으면 나 같은 사람은 마음을 다해 치료에 임할 수 없다.

하지만 무로후시 선생의 말은 어떤 의미로는 당연하다고도 생각된다. 예를 들어 시각장애자나 청각장애자를 치료할 때 시각장애, 청각장애의 병리를 모르고 치료할 수는 없다. 하지만 치료법을 안다고 해서 그것만으로 치료할 수 있는 게 아니다. 보이지 않고 들리지 않는 이들이 어떤 부자유를 안고 살아가고 있는지를 아는 것이 장애를 의학적으로 이해하는 것 이상으로 필요하다고 본다.

이처럼 당연하다고도 할 수 있는 발상이 무슨 이유에서인지 치매학에서는 싹을 틔우지 못했다. 이것은 지금까지 치매를 앓는 사람들이 처우나 연구의 대상으로만 존재했을 뿐, 자신의 인생을 선택하는 주체로서 모습을 드러내는 일이 너무나도 적었기 때문은 아닐까.

이와 같은 현실에 대한 불만에서 나는 《치매 노인이 본 세계》라는 책을 쓰게 되었다. 그 책의 머리말에 '치매노인이 본 세상은 어떤 곳일까. 그들은 무엇을 보고 무엇을 생각하고 어떻게 느끼고 있을까. 그리고 어떤 부자유 속에서 살아가고 있는 것일까'라고 썼다. 이러한 의도는 이 책에 그대로 이어져 있다.

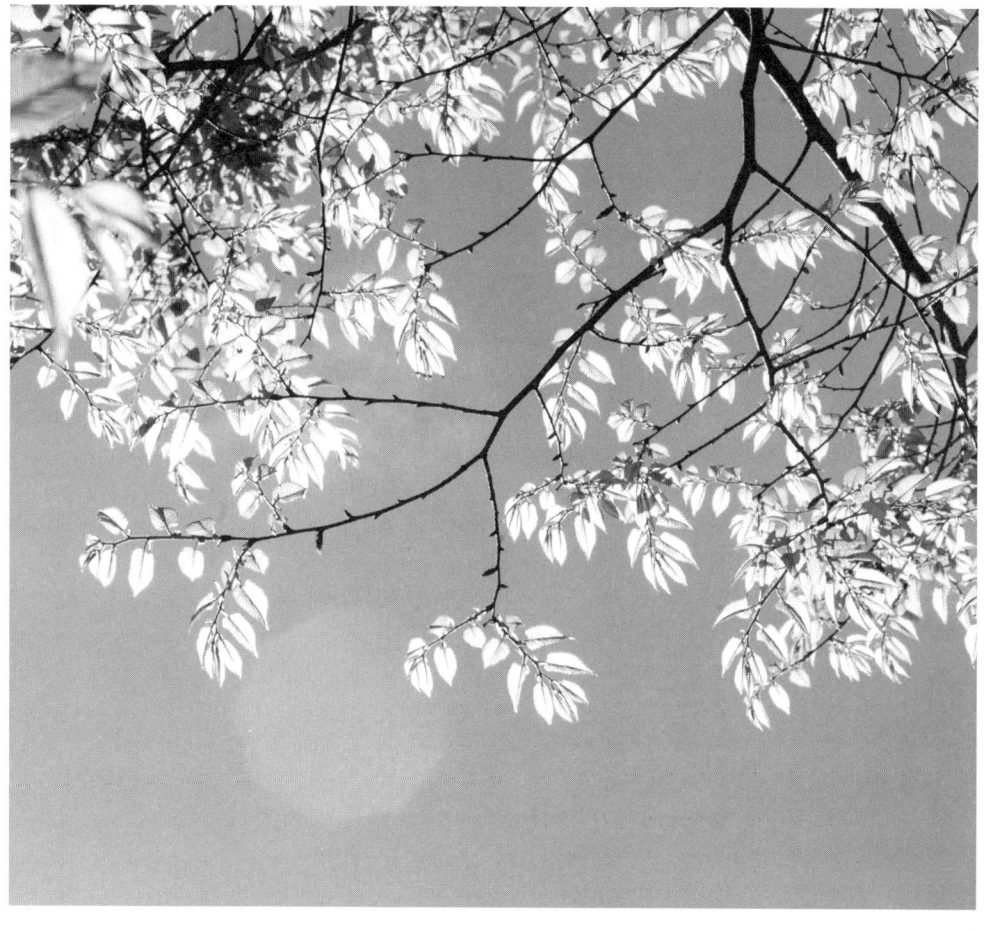

2장

치매를 살아가는 모습

치매는 어떤 경과를 거치는가

'4명 중 1명'이 의미하는 것

치매를 앓는 사람은 어느 정도나 될까. 치매 발생 비율에 대한 역학조사에 의하면 65세 이상 노인의 4~6퍼센트 정도다. 이 비율은 나이를 먹으면서 증가한다. 85세를 넘으면 4~5명 중 한 명이 치매를 앓게 된다(반대로 말하면 85세를 넘어도 4명 중 3명은 치매를 앓지 않는다).

일본에서는 백 수십만 명이 치매를 앓고 있다는 계산이 나온다. 그중 4분의 3은 집에서 간호를 받고 있는데, 한 사람당 몇 명의 가족이 있다고 가정하면 천만 명이나 되는 사람들이 치매라는 문제를 가까이 안고 있는 셈이다.

경과, 사람마다 다르다

그러면 치매를 앓게 되면 어떤 과정을 거치게 되고 간병할 때 어떤 문제가 발생할까. 물론 이것은 한마디로 정리할 수 없다. 치매의 종류나 원인이 되는 질병에 따라 차이가 나기 때문이다. 여기서는 대표적으로 알츠하이머병을 설명하기로 한다.

알츠하이머병의 진행 과정은 개인마다 매우 다르다. 몇 년 지나면 언어능력을 상실하고 누워만 지내다가 죽음을 맞는 사람도 있고, 치매가 서서히 진행되지만 10년 이상이나 혼자서 생활을 지속할 수 있는 사람도 있다.

이런 차이가 생기는 원인이 명확히 밝혀지지는 않았다. 젊었을 때 치매가 발병한 사람은 일반적으로 진행이 빠르다. 내 경험으로 볼 때 30대나 40대에 치매가 발병한 사람은 아무리 공들여 치료를 해도 증세가 그다지 나아지지 않았다. 하지만 80대에 치매가 발병해 90대까지 격렬한 진행 없이 건강하게 지내다가 천수를 다한 사람도 간혹 있었다.

치매의 경과는 3기로 나누는 것이 일반적이다〈표 2-1〉. 하지만 반드시 이러한 경과를 거쳐 말기까지 이르는 것이 아니다. 초기 또는 중기에서 진행이 멈춘 채로 오랜 세월을 보내는 사람도 있다.

초기	건망기	기억장애가 중심	정신증상이 두드러짐
중기	혼란기	방향감각장애가 명백해짐	행동장애가 두드러짐
말기	자리보전기	보행장애, 실금, 음식물을 못 삼킴	신체적 문제가 중심

〈표 2-1〉 치매의 정도와 증상

초기_나이 탓일 거야

알츠하이머병 초기에는 본인도 주변 사람들도 치매라고 생각지 못하고 '나이 탓'으로 받아들인다. 초기에 흔히 나타나는 증상은 이렇다. "오늘 며칠이지?" "연말은 잘 보냈어?"와 같은 질문을 몇 번이나 하거나 중요한 물건을 어디 놓아두었는지 잊어버리고 소란을 피운다. 화장실 물을 내리지 않기도 하고 다른 사람 신발을 신고 집에 돌아오기도 한다.

이유도 없이 몸이 아프거나 이상하다고 호소하는 사람도 많다. 머리가 아프다, 늘 피곤하다, 의욕이 없다, 불안하다, 식욕이 없다, 잠이 안 온다…. 이런 증상으로 병원에 가서 진찰을 받아도 별다른 이상이 없기 때문에 '기분 탓이다' '나이를 먹으면 다들 그렇다'는 말을 듣는 경우가 많다.

그러나 나이 탓이라고만은 할 수 없는 증상이 시서히 두드러지게 나타난다. 같은 물건을 여러 번 사들이거나 길을 잃기도 하고, 요일이나 시간을 착각해 주변에 폐를 끼치기도 하고 계산을 자주 틀린다. 돈을 내는 것을 잊어버려 도둑으로 몰리기도 하고 말이 즉시 안 나와서 '그거' '저거'와 같은 대명사가 늘어난다. 항상 깔끔하던 사람이 설거지거리를 개수대에 잔뜩 쌓아둘 정도로 지저분해지기도 한다.

이 시기는 건망기라고 불리며, 건망증이 주된 중핵증상이다. 망상과 같은 격심한 정신증상을 보이는 사람도 적지 않다. 따라서 치매 진단이 내려지기 전에 도둑망상이 나타나 이것을 치료하다가 치매증상이 확연히 드러나는 사람도 있다.

중기_어디선가 본 얼굴인데, 누구?

치매가 더욱 심해지면 기억장애만이 아니라 방향감각장애도 두드러진다. 장애의 정도가 시간에서 장소로까지 진행되면 익숙하게 다니던 길에서도 길을 잃는다. 그러다가 몇 번씩 경찰서에서 연락을 받고 나면 가족들은 찾아다니는 데 지쳐 결국 환자에게 화를 내고 만다.

필요 없는 물건을 모으는 경우도 있다. 쓰레기, 천 쪼가리, 광고지는 물론이고 음식찌꺼기를 옷장 깊숙이 넣어두고 썩히기도 한다. 다른 집 자전거나 분재 같은 것을 가지고 올 경우에는 가족들이 돌려주면 되지만, 어디서 가지고 온 것인지 모를 때는 버리지도 못해 집 안이 쓰레기 하치장처럼 변하기도 한다. 이 외에도 원인을 알 수 없는 흥분이나 공격적인 언동, 화장실이 아닌 데서 배설하기, 배설물을 가지고 노는 행위, 과식, 한밤중에 일어나기, 허술한 불 단속 등의 행동장애도 문제가 된다.

또한 혼자서 목욕할 경우 몸을 대충 씻거나, 누군가가 지적하지 않으면 세수도 안 하고 이도 닦지 않으며, 돈 관리를 전혀 할 수 없는 상태가 되어 일상생활이 눈에 띄게 힘들어진다. 사람을 알아보지 못해 오랜만에 찾아온 자식에게 "어디선가 만난 적이 있는 것 같은데, 누구시더라?" 같은 말을 해서 가족들이 충격을 받기도 한다.

언어장애는 더욱 두드러져 말수가 줄어든다. 게다가 칼을 '쓰는 것'이라고 하고 연필을 '야채를 써는 것'이라고 하기도 한다. 담배를 피울 때 라이터나 성냥을 켜지도 못하고, 옷을 입거나 벗는 것도 제대로 못한다. 거울을 볼 때 거기에 비친 상이 자신인지도 모르고 말을 걸거나 때리는 사람도 있다. 상반신을 구부리고 종종걸음으로 걸어 쉽게 넘어지는 사람도 있다.

이러한 시기는 혼란기라고 불리며 간호하는 사람의 부담이 가장 커진다.

말기_말도 잊고 먹지도 못하고

여기서 더 진행되면 제대로 걷지도 못한다. 더 심할 경우 앉는 것조차 힘들어 누워만 지내는 사람도 있다. 말을 잃어버려 말도 못하고, 하더라도 옹알이처럼 '바아 바, 뷰우' 같이 의미가 통하지 않는 말만 한다.

이 시기에는 일상생활 전반에 걸쳐 각별한 보살핌이 필요하다. 예를 들어 음식을 제대로 삼키지 못해 음식물 찌꺼기가 기도에 들어가 발생하는 흡인성 폐렴이 반복되면, 튜브를 위에 삽입해 영양을 보급해야 할 것인지 결단해야 한다. 또한 수면리듬이 흐트러져 하루 종일 의식이 멍한 상태가 되기도 하는데, 경련발작(간질)을 일으키는 사람도 있으므로 몸 상태를 더욱 주시해야 한다.

나는 말기라는 말이 어감이 좋지 않다고 생각한다. 따라서 지금부터는 중증 치매라고 바꿔 부르기로 하겠다.

자전소설로 들여다본 그들의 세계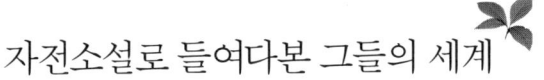

경과, 그 너머에 있는 진실

앞에서는 치매의 경과에 대해 객관적으로 기술했다. 그러나 치매를 살아간다는 것 또는 인간이 살아간다는 것은 이러한 객관적인 기술에서 찾을 수 없다. 생의 진실은 그 너머에 있다.

여기서는 하루토의 소설을 인용해 치매를 살아가는 한 여성과 그 남편의 내면을 따라가 보고자 한다. 여기에는 치매를 살아가는 삶 그리고 치매 환자와 함께 살아가는 삶의 보편적인 모습이 나타나 있다. 물론 이것이 치매 경과의 전형적인 모델을 보여주기 위한 것은 아니다. 이 점은 오해가 없기를 바란다.

아내를 간병하며 쓴 자전소설 3부작

하루토(1906~1988)는 세상에 그다지 알려지지 않은 소설가이자 시인이다. 그의 소설은 사소설(私小說, 작가 자신의 체험이나 심경을 고백하는 형태로 표현하는 일본 특유의 소설 형식) 범주에 들어가는 것이 많다. 작풍은 어딘가 서툴다는 느낌을 지울 수 없고, 어떤 작품을 읽어도 문장이 하나 같이 요령이 없다. 하지만 그의 작품에는 올곧은 그의 인품이나 삶의 방식이 들여다보여 읽으면 상쾌한 기분이 든다. 그래서 하루토는 내가 좋아하는 작가다.

그의 만년 작품 중에는 치매를 앓고 있는 아내를 묘사한 3부작《천장에서 내려오는 슬픈 소리》,《어떤 인연으로》,《그럴지도 모른다》가 있다. 나는 이 세 작품을 하나의 사례로 읽어나가면서 치매라는 병을 살아가는 비참함과 희망을 함께 찾아보고자 한다. 물론 소설을 이런 식으로 읽는 것은 옳지 않다는 것을 잘 알고 있다. 그러나 치매를 앓거나 치매를 살아가는 이들을 보살피는 구체적인 모습이 훌륭히 묘사된 문장은 우리 의사들이 기록한 사례보다 더욱 깊은 의미를 가지고 있다. 부디 그런 이유로 그의 뛰어난 소설을 폄하하지 않기를 바란다.

그 부부가 함께 산 세월

구마모토에서 태어난 하루토는 메이지학원 고등부를 졸업한 후 여성지 기자로 근무하면서 팔리지도 않는 시를 쓰고 있었다. 그 사이에 그의 가족들은 모두 결핵으로 세상을 떠난다. 당시만 해도 결핵은 불치병에 가까웠기 때문이다. 얼마 후 하루토도 결핵에 걸려 입원하게 되는데, 사장의 지시를 받은 여자 직원이 문병을 오게 된다. 그녀는 하루토가 무사히 위기를 넘기고 퇴원한 후에도 그의 하숙집을 방문한다.

살풍경한 방 안을 둘러보던 여인은 벽장에 쌓여 있던 하루토의 시집을 주의 깊게 바라본다. 하루토가 그중 한 권을 빼서 보여주자 그녀는 자신에게 그 시집을 줄 수 있는지 묻는다. 하루토는 그 말만으로 그녀에게 반해 그 자리에서 청혼을 한다. 그녀는 어떤 사정 때문에 평생을 독신으로 살겠다고 결의한 터라 일단은 거절한다. 하지만 하루토는 포기하지 않고 강하게 밀어붙였고 드디어 결혼 승낙을 받아낸다. 인생의 반려자를 얻은 것이다.

그 후로도 하루토는 여전히 팔리지 않는 시와 소설을 썼다. 하지만 전쟁 중에 한 친구가 자신의 죄를 면하려고 아무 관계도 없는 하루토를 불순분자라고 밀고하는 바람에 하루토는 유치장에 들어가게 된다. 하루토의 아내는 옥바라지를 위해 매일 유치장을 드나들었다.

하루토는 심하게 낯을 가렸고 싸움 같은 것은 하지도 못하는 사람이었다고 한다. 그런 사람이 62세 때 부동산 문제로 분쟁에 휘말리게 된다. 더욱이 그 상대가 은사인 가와바타 야스나리(1899~1972, 전통적인 일본의 아름다움 속에서 독자적인 문학의 세계를 창조해낸 소설가로 일본 최초로 노벨문학상을 수상했다. 대표작에 《설국》, 《이즈의 무희》, 《고도》 등이 있다)였다. 그는 너무나 불안해 수면제를 과다복용하고 의식 장애를 일으켜 결국 정신병원에 입원한다. 그의 아내는 그때도 이틀에 한 번씩 면회를 갔다. 그 뒤로도 하루토는 우울상태에 빠져 자살할 장소를 찾으러 이리저리 헤매고 다니기도 했다. 하지만 아내는 태연하게 하루토를 지켜주었다.

두 사람 사이에 아이는 없었다. 그래서인지 노년에 접어든 두 사람은 더욱더 서로를 의지하면서 하루하루를 보내고 있었다. 그런 아내에게 치매의 징후가 나타난 것이다.

두 사람의 인생을 돌이켜본 것은 그들의 인생을 빼고 그들의 마음을 이해할 수 없다고 생각했기 때문이다. 물론 이 부부에게만 해당되는 말이 아니다.

《천장에서 내려오는 슬픈 소리》_초기

그게 시작이었나?
"그게 치매의 시작이었나?"
치매 진단을 받고 나면 가족들은 과거를 돌이켜보면서 이런 말을 하게 된다. 누구도 심각하게 받아들이지 않고 그저 '나이 탓'으로 넘겨버린 에피소드를 떠올리는 것이다. 하루토 부부의 경우 치매의 징후는 다음과 같았다.

재작년 봄부터 어딘지 모르게 느낌이 둔해졌다. 그즈음 집수리를 했는데 아내는 청구된 요금 외에 수고비를 목수에게 더 얹어주었다. 평소에도 늘 있는 일이지만 이때는 수고비치고는 너무 과도한 금액이었다.
(…) 아내가 만든 음식이 늘 먹던 것과 어딘가 달랐다. 곧 원래대로 될 것이라고, 잠자코 참고 먹으라고 스스로를 타이르며 먹어치우기로 했다.

이러한 징후는 '어딘지 모르게'라고밖에는 할 수 없는 변화다. 따라서 오랜 세월 함께 생활해온 사람들만이 알아차릴 수 있다. 항상 옆에 있는 며느리가 이러한 변화를 눈치 채는 경우 아들이 아내 말을 전혀 믿지 않아 그 일로 싸움이 나기도 한다.

잊어버린다는 사실을 잊어버려
앞에서 예로 든 것은 아직 생활 전체에 영향을 미치는 정도는 아니다. 그러나 얼마 안 있어 '나이 탓'으로만 생각할 수 없는 여러 가지 문제가 발생한다. 그중에서도 일상생활에서 일어난 일을 기억하지 못해 생기는 문제가 많다. '언제, 어디서, 무엇을 했다'라는 기억을 잃어버리는 것이다. 하루토 아내의 경우는 이러했다.

> 아내가 채소가게나 생선가게에서 산 것을 그냥 두고 오게 된 것은 대략 작년 봄부터였다. 처음에는 잊어버린 것을 인정하지 않고 "채소가게 주인이 다른 손님과 얘기하느라 나한테 주는 걸 깜박했나 봐요."라거나 "생선가게 주인이 내 바구니에 넣어주는 걸 잊은 거예요."라면서 서둘러 가게로 찾으러 갔다.
> (…) 아내가 목록을 적은 종이쪽지를 장바구니에 넣어두면 내가 장을 보러 가게 된 것도 그 무렵부터였다. 물론 둘이서 생활하기 때문에 이것은 당연한 일로, 아내에게 부탁을 받은 것은 아니었다.

이것은 건망증으로 인해 일어나는 전형적인 사태다. 그러나 문제는 잊어버리는 것에만 있는 것이 아니다. 자신이 잘 잊어버린다는 것까지 잊는 것이 문제다. 그래서 채소가게나 생선가게 주인이 잊어버렸기 때문이라고 다른 사람 탓을 하는 일도 생기게 된다. 이것을 결코 핑계나 발뺌이라고 생각해서는 안 된다. 왜냐하면 치매의 징후 중 하나이기 때문이다.

이 같은 행동이 보이면 설사 치매로 진단받지 않았어도 초기 단계로 의심할 수 있다.

실수를 해놓고도 덤덤하게 나오는 까닭

치매를 앓는 사람들은 자신이 모든 것을 잊어가고 있다는 사실을 알 수 없다. 따라서 실수를 지적해도 아무렇지도 않은 듯 덤덤한 태도를 보인다. 이것은 자기 탓에 문제가 일어났다는 것을 이해할 수 없기 때문이지 일부러 그런 태도를 취하는 것은 아니다.

하지만 아직 일상생활은 그다지 흐트러져 있지 않기 때문에 주변에서는 그렇게 받아들이지 않는다. 남에게 폐를 끼치고 있으면서도 태연하게 구는 것처럼 보일 뿐이다. 따라서 주변 사람들은 화가 나서 그들을 질책하고 그런 행동을 고치라고 요구한다.

그러나 그들은 실수의 원인이 자신에게 있다는 것을 알지 못하기 때문에 이유 없이 질책을 받는다고 느낀다. 마음은 불안정해지고 반사적으로 여러 가지 행동장애나 정신증상을 일으킨다. 이런 상황이 계속되면 문득 '나에게 책임이 있을지도 모른다'고 느끼는 일이 있어도 그것을 솔직하게 인정할 수 없게 되며, 오히려 강경하게 부인한다. 이렇게 되면 치매의 본래 증상과 반사적으로 만들어진 태도가 합쳐져 사태를 더욱더 악화시킨다.

하지만 하루토는 아내를 질책하지 않았다. '부탁받은 것이 아니라 둘이서 생활하기 때문에 당연한 일'이라고 생각하고 익숙하지 않은 장보기를 시작한다. 이러한 배려가 아내의 혼란을 최대한 막아주고 있는 것처럼 보인다.

그러나 사태는 더욱 악화되었다.

냄비를 자주 태워서 정말 난감하다. (…) 바깥쪽은 멀쩡한데 안쪽만 새까맣게 타서 기괴한 느낌이 들었다. 음식도 흔적도 없이 새까맣게 타버렸다. 그을음은 물로 씻어서는 지지 않는다. 그을음 없애는 약이 틀림없이 어딘가에 있을 테지만 아내는 그때마다 새 냄비를 사왔다. 새까매진 냄비를 버리는 것이 아까운지 싱크대 아래쪽에 문을 열고 넣어두었다. 거기에 더 이상 들어가지 않으면 선반 쪽으로 가져간다. 나는 쌓여가는 냄비를 보다 못해 검은 비닐봉지에 몰래 싸서 끈으로 묶은 다음 쓰레기 분리수거함에 갖다 두기 시작했다.

여기에는 이미 자신을 방어할 수도 자신의 실수를 숨기지도 못하는 치매 노인의 모습이 있다. 이와 같은 일이 계속되던 어느 날, 하루토는 결국 아내에게 화를 내고 만다.

이상한 냄새가 집 안에 흘러 다녔다. 서둘러 부엌으로 가보니 냄비가 화를 내듯이 이글거리며 소리를 내고 있었다.
"빨리 가스불 꺼. 뭐하고 있는 거야!"
아내는 생글생글 웃고만 있었다. 나는 기분이 상했지만 일단 황급히 불부터 껐다. (…)
괜스레 화가 나서 아내가 알아듣지 못한다는 것을 알면서도 이웃집에도 들릴 만큼 크게 호통을 쳤다.
"몇 번이나 태워먹어야 되겠어!"
아내는 너무나 온화하게 "미안해요"라고 말했다. 하지만 눈은 멍하니 초점을 잃었고 얼굴색은 변해 있었다. 후회했다. 그 후 아내는 요리를 하고 싶다는 말을 다시는 하지 않았다.

사건은 기억 못해도 감정은 축적된다

치매를 앓는 사람은 자신이 일으킨 실수에 대해 덤덤한 태도를 보인다. 그것이 주변 사람들을 한층 더 초조하게 만든다. 그러나 절대 오해해서는 안 된다. 그들이 감정을 잃어버린 것은 아니라는 점을.

하루토의 아내도 처음에는 남편의 질책에 생글생글 웃기만 했다. 질책의 의미조차 파악할 수 없었기 때문이다. 덤덤한 태도란 이 같은 태도를 말하는 것이다. 이런 반응은 성격이 온순하고 부드러운 하루토의 기분까지도 상하게 했다. 하루토는 괜스레 화가 나서 아내가 알아듣지도 못한다는 것을 알면서도 큰 소리로 호통을 친다. 사실 이 정도로 자신의 언행을 자각할 줄 아는 남편은 별로 없다. 호통을 들은 아내의 눈은 초점을 잃고 얼굴색은 변한다. 그 일이 마음 깊은 곳에 확실한 기억으로 남은 듯 더 이상 요리를 하지 않게 되었다.

치매를 앓는 사람들에게 하나하나의 에피소드는 기억에 남지 않지만 그 에피소드에 얽힌 감정은 축적되는 듯하다. 질책을 계속해서 받게 되면 질책 받은 것 자체는 잊어버려도 자신이 어떤 입장에 있고 주변에서 어떤 취급을 받는지 그 막연한 감각은 기억 속에 확실히 박히는 것이다.

모처럼 고생해서 함께 여행을 하고 돌아왔더니 오자마자 여행을 떠난 것조차 잊어버려 허무해지는 경우도 있다. 하지만 이러한 배려는 반드시 그들의 마음에 가 닿고 또 쌓여서 그들을 지탱해준다.

또 다른 에피소드를 살펴보자.

두 평 조금 넘는 방 안의 나지막한 탁자 앞에 아내가 몸을 숙이고 앉아 있었다. 작고 형체도 흐릿하다. 텔레비전이 꺼져 있어 음침한 느낌이 들었다.

"왜 그래?"

얼굴을 들여다보니 눈에 눈물이 맺혀 있다.

"난 아무 것도 못해요."

아내는 울음을 터뜨렸다.

"갑자기 왜 그런 소리를 하는 거야. 왜 그래?"

"손도 이렇게 돼버렸어요."

아내는 뼈가 드러나고 주름진 손을 내밀었다. 나는 양손을 주무르기도 하고 쓰다듬기도 하면서 "내 탓이야. 나 때문에 이런 손이 된 거야"라고 위로했다.
"그런 말이 아니에요. 뭐라고 할까… 아아, 말이 생각 안 나요."
아내는 자신의 이마를 손으로 탁탁 쳤다.
"죽고 싶어."
나는 가슴이 아파 아내의 어깨를 주무르고 등을 어루만지면서 내가 유치장에 들어가 있는 동안 매일같이 웃으며 음식을 넣어주러 드나든 일이나, 정신이 이상해져 입원했을 때 하루걸러 한 번씩 병원에 와주었던 일을 계속 이야기했다. 목이 잠겨 기침을 하면서도 나는 필사적으로 말을 했다.

반복되는 실수와 연관된 감정이 점점 쌓이면 자기 뜻대로 일이 되지 않는다는 느낌에 괴로워하게 된다. 지금까지는 실수를 지적해도 아무렇지도 않은 듯한 태도를 보여 주변 사람들을 화나게 만들었던 사람이 갑자기 이렇게 말한다.
"내가 없어지고 있어."
"지금이 사라지고 있어."
"어두운 구멍으로 끌려들어가는 것 같아."
"빨리 저승사자가 날 데리러 왔으면 좋겠어."
아니면 더 막연하게 이렇게 말하기도 한다.
"왠지 몸 상태가 안 좋아."
"나이를 먹어서 이젠 다 틀렸어."
물론 말로 표현하지 못하는 경우도 있다. 하지만 그럴 때도 뭔가 불안하다는 느낌은 갖고 있는 것 같다. 따라서 아직 치매라고 밝혀지지 않은 극히 초기 단계에서는 이러한 불안한 느낌과 관련이 있는 것으로 보이는 우울 증세나 불안, 초조, 종잡을 수 없는 언행, 망상이나 꾸며내서 말하기, 인품의 변화 등이 나타나는 경우가 있다.

현재와 과거를 오가는 생각

아내가 더 이상 요리를 하지 않자 하루토는 아내에게 심하게 화를 낸 것이 진심으로 후회되었다. 그러던 어느 날 아내가 갑자기 호박을 삶겠다고 했다. 하루토는 "호박만이야, 호박 말고 다른 건 사면 안 돼." 하고 다짐을 한 뒤 필요한 만큼만 돈을 줘서 장으로 보냈다. 살 품목이 여러 가지거나 들러야 할 가게가 여러 군데일 때는 뭔가를 잊어버리는 경우가 많고, 여분의 돈이 지갑에 있으면 필요 없는 것까지 사와서 부엌 구석에 있는 플라스틱 양동이가 차고 넘치기 때문이다.

 하루토는 아내를 위해 현관에 신발을 준비해주고 문밖까지 따라나와 "조심해서 다녀와. 넘어지지 않게 발밑 조심하고."라고 말했다. 그러자 갑자기 예전 일이 생각났다. 몇 년 전 하루토는 몸이 생각대로 움직이지 않고 어딘가 막혀 있는 것 같아 몸이 썩어간다고 생각했다. 그때 그의 나이 74세였다. 그는 죽을 장소를 찾아 헤맸다.

> 나는 아내가 건강할 동안에 죽고 싶었다. 거동도 못하고 누워만 지내야 하는 노인이 돼서 아내를 고생시키는 것이 두려웠기 때문이다. (…) 아내는 아무 말도 하지 않고 내가 청구한 여행 경비의 두 배 가까운

돈을 건네주었다. 그리고 내 신발을 내다놓고 문밖까지 따라나와 결의에 찬 얼굴로 "무사히 돌아올 때까지 기다리고 있을게요."라고 말했다.
(…) 삼일밤낮을 떠돌아다니는 중에 막혀 있던 뭔가가 뚫리고 어느새 썩은 냄새도 사라졌다. (…) 나 자신을 어떻게 받아들여야 할지 몰라 그냥 그대로 집으로 돌아왔다. 그런 내가 아내 대신 장을 보고, 때로는 시장에 가는 아내에게 돈을 건네주고 있는 것이다.

치매를 살아가는 사람과 그 가족들은 벗어나기 불가능한 현재와 시간의 저편에서 흐릿하게 보이는 과거를 언제나 오가고 있다. 과거가 현재를 비추고 현재가 과거를 채색한다. 그 때문에 현재가 일그러져서 제대로 인식되지 않는 경우도 있다.

"내가 그렇게 자랑스러워하던 어머니가 치매라니, 있을 수 없는 일이야!"

"아버진 원래 뭐든지 당신 멋대로 했어. 그러니까 지금 행동도 치매 때문이 아니야. 옛날 그대로라고!"

이런 말을 소리 높여 주장하는 가족도 적지 않다. 그런 가족들을 지켜보는 입장에 있는 우리는 그들과 같은 시간을 공유하는 것이 불가능하다. 하지만 그들에게는 그들만의 역사가 있고 시간의 무게가 있다는 것만은 잊지 말아야 할 것이다.

부주의한 불 단속
치매환자를 집에서 돌볼 경우에는 여러 가지로 곤란하고 위험한 상황이 발생한다. 그중에서도 부주의한 불 단속은 일상생활에 아주 결정적인 문제를 일으킨다. 치매를 앓는 사람은 물론 가족까지도 위험에 처하기 때문이다.

하루토 부부 이야기로 다시 돌아가보자. 아내는 무사히 장을 보고 집으로 돌아온다. 그리고 호박을 삶기 시작한다. 이때 누군가 찾아와서 아내는 현관으로 나간다. 그러나 치매를 앓는 사람이 두 가지 행동을 동시에 하는 것, 게다가 각각의 행동에 세심한 주의를 기울이는 것은 아주 힘든 일이다. 따라서 채소를 삶으면서 빨래를 하거나 바느질을 하면서 이야기를 하거나 상대의 입장을 배려하면서 자신의 의견을 말하는 경우 실수를 자주 범하게 된다.

대문 쪽에서 갑자기 큰 소리가 났다. 무슨 일인가 싶어 대문을 내다보려는 순간 아내가 현관에서 부엌으로 뛰어갔다. 이내 수도꼭지에서 물이 세차게 뿜어져 나오고 물을 끼얹은 소리가 들렸다. 서둘러 부엌으로 가자 아내가 플라스틱 용기에 물을 담아 주변에 있는 선반과 널벽에 끼얹고 있었다. 나도 부랴부랴 손에 잡히는 대로 물을 담아 뿌려댔다. 희미한 연기가 열린 창문으로 꿈틀대며 빠져나가고 있었다.
(…) 만약 불이 났다면 … 이웃에 얼마나 큰 폐를 끼쳤을까. 생각만 해도 아찔했다.

이처럼 환자를 돌보는 사람이 떠맡아야만 하는 책임은 직접적인 간병을 넘어서, 이웃이나 일가친척과의 관계로까지 확대된다.

감시받고 있다는 느낌

작은 화재가 났을 때 사회복지과 직원이 경로 축하금을 가지고 찾아왔다. 그는 잠시 후 다시 불쑥 찾아와 노인복지과에 가스누출 경보기와 화재를 알리는 비상벨, 소화기를 설치해 주도록 말해두었다고 했다.

2주 정도 지나 담당자가 방문했다. 하루토는 '복지과 직원과 이야기할 때 사회 안에서 노인이 차지하는 위치를 알 듯했다'고 쓰고 있다. 그 위치가 어떤 것인지는 쓰여 있지 않지만, 상대방이 배려해준 데 대한 감사하는 마음만 있었던 것은 아니다. 그의 기분이 문장 구석구석에서 느껴졌다.

다음은 기구를 설치하러 온 날의 일이다. 작업을 끝낸 두 직원은 공사 내용, 주소, 이름, 성별, 날짜를 칠판에 적고 사진을 찍었다.

그때 나는 옆에 서서 지켜보고 있었고, 그들은 그런 나를 올려다보면서 묘한 웃음을 지었다. 기입이 끝나자 젊은 직원은 칠판을 두 손으로 추켜올리듯이 들었고, 그보다 나이가 많은 직원은 받침대에 올라가 경보기와 비상벨이 보이는 각도에서 사진을 찍었다.

(…)

"그럼 두 분, 사이좋게 잘 지내세요."

정리를 끝내고 현관을 나서면서 나이 많은 직원이 이렇게 말했다.

"왠지 우리 집 같지 않네요."

아내가 천장을 올려다보면서 말했다.

화재를 알리는 비상벨과 가스누출 경보기가 설치된 집은 안심할 수 있는 장소가 된 듯하지만, 한편으로는 남들에게 감시받고 있다는 느낌을 주기도 한다. 그들은 관리 대상이 된 자신들의 처지가 익숙하지 않다. 이런 기분을 치매를 앓고 있는 아내가 아주 정확히 표현해냈다.
"왠지 우리 집 같지 않네요."

한밤중에 하는 행동이 뜻하는 것

치매노인을 집에서 보살필 때 간병하는 사람이 특히 부담을 느끼는 큰 문제가 한밤중에 하는 행동이다.

> 무슨 소리에 잠이 깼다. (…) 아내는 침대와 침대 사이의 좁은 틈에 서서 뭔가를 하고 있는 것 같았다. 자세히 보니 담요와 그 위에 있는 전기담요를 잡아끌고 있었다. 얼마 안 있어 담요와 전기담요는 다 빠져나왔다.
> (…) 말을 걸고 싶었지만 목이 죄어드는 듯 목소리가 나오지 않았다.
> (…) "추운데 감기 들어. 기다려 봐, 내가 잠자리 정리해줄 테니까."
> 간신히 이렇게 말하고 머리맡의 시계를 보니 2시 25분이었다. (아내를 침대에 누인 후) 한시름 놓고 불을 끄려고 하는데 "내가 생각하는 걸 하나도 할 수가 없어요."라는 말을 꺼낸다.
> (…) 나는 혼란스러워 아무 말도 할 수가 없었다.
> "하고 싶다고 생각해도 아무 것도 할 수가 없다고요."
> 아내는 아까와 똑같은 어조로 다시 말했다. 나는 그제야 이렇게 대꾸했다.

"오랫동안 열심히 일했으니까 지금 이렇게 쉬는 게 좋아. 곧 다시 잘 할 수 있어."

(그 뒤 하루토는 아내에게 소량의 술을 마시게 해서 잠들게 했다. 그리고 다음날 아침 식사 도중) 아내는 문득 마당 쪽으로 얼굴을 돌리더니 "어젯밤은 미안했어요."라고 말했다. 낮고 조용한 목소리. 얼굴을 보고 정상으로 돌아왔다는 것을 알았다.

한밤중에는 의식레벨이 저하되고 그에 따라 인지레벨도 낮아져 여러 가지 혼란이 발생한다. 이럴 때 치매노인의 말이나 행동은 마음 깊숙한 곳에 있던 불안이 표면화된 경우가 많다. 따라서 간병을 하는 사람은 대응하기가 한층 더 힘들어진다.

이런 행동이 계속되면 환자를 돌보는 사람은 잠이 부족해 정서가 불안정해지고, 이로 인해 치매환자가 더욱 불안정해지는 악순환이 시작된다. 그녀처럼 아침이 되면 잠시 정상으로 돌아왔다고 생각될 정도로 인지레벨이 높아지는 경우도 있지만, 이러한 불안정은 오히려 환자를 돌보는 사람을 더욱 당황하게 만든다.

올바른 지적보다 오해가 낫다

밤에 하는 행동은 반복되는 경우가 많다. 하루토의 아내 역시 그러했다.

'드르륵!' 하는 소리에 잠이 깼다. 안방 미닫이문이 훤하게 열려 있고 전등 빛을 등 뒤에서 받으며 아내가 문 앞에 서 있었다.

"식사 준비 다 됐어요. 어서 일어나요."
(…)
"장난은 그만둬. 추워, 나 잘 거야."
무심코 부엌 쪽을 쳐다보니 풍로의 바람구멍이 시뻘겠다. 위에는 주전자가 올라와 있었다. 순간 아내가 가스로 숯불을 피운 일이 생각났다. 정신이 번쩍 들었다. (…) 불이 났을 때의 일이 머릿속을 스쳤다. 문 위에 부착해 놓은 두 개의 경보기가 큰 소리로 울어댈 것을 생각하자 몸이 떨리면서 나도 모르게 아내의 얼굴에 손이 갔다.
얼굴색이 바뀐 아내가 떨리는 목소리로 "부모님한테도 맞아본 적이 없다고요!" 하면서 큰 소리로 울기 시작했다.
그런 아내가 애처롭게 느껴져 흥분된 마음이 가라앉았다. 아내를 때린 것은 이번이 처음이었다. 무심코 의자 쪽을 쳐다보니 내가 벗어던진 옷이 단정하게 개켜 있었다. 나는 아내 앞에 무릎을 꿇고 싶어졌다.
"때린 것은 미안해. 용서해줘. 3시간 지나면 날이 밝을 테니까 밥은 그때 먹도록 하지. 그때까지 한숨 자두자고."
(…) 아내는 요즘 내가 원고 때문에 밤늦게까지 잠을 안 잔다는 것을 알고 있었다. 그래서 나를 격려해주려고 밤참을 준비했음이 틀림없다. 아마 며칠 전부터 아내는 이러한 생각을 하고 있었을 것이다.

하루토가 원고를 쓰기 위해 밤늦게까지 깨어 있다는 것을 알고, 남편을 격려해주려고 며칠 전부터 궁리해서 밤참을 준비했다는 것은 상냥한 하루토의 오해였을지도 모른다. 오히려 시간에 대한 방향감각장애 때문일 가능성이 높다. 그러나 이러한 올바른 지적은 의미가 없을 뿐 아니라 매정한 처사이기도 하다. 환자를 보살필 때는 환자의 마음을 헤아리는 일이 무엇보다 중요하기 때문이다.

깊은 슬픔에서 찾아낸 희망
다음은 이 중편소설의 마지막 부분이다.

(그녀는 배추를 받아왔으니 쇠고기를 넣고 같이 삶았으면 좋겠다고 했다. 하루토는 자신이 돌아온 뒤에 냄비를 가스 불에 올리라고 당부한 뒤 장을 보러 나갔다. 그러나 집에 돌아와 보니 냄비는 이미 새까맣게 타버린 뒤였다.)
"벌써 삶기 시작했어요. 당신이 늦어서 식을까봐 불을 줄여 놨는데."
불길한 예감이 들어 냄비를 들어 올렸다. 작게 흔들리는 파란 불꽃이 마치 작고 파란 혓바닥 같았다. 기분이 나빠져 서둘러 불을 껐다.
(…)
"당신 마음은 고마운데, 이유는 잘 모르겠지만 약한 불은 위험하다고 했어."
이런 말을 나누고 있는 동안 머리 위에 설치된 경보기가 울리기 시작했다.
"봐, 울리잖아."
천장의 붉고 작은 불빛을 올려다보니 꺼졌다 켜졌다 하면서 소리를 내고 있다.
아내는 "무슨 소리가 나는 것 같네요. 초인종인가?" 하고 전혀 엉뚱한 방향을 보면서 느긋하게 말했다.

"경보기야. 위를 봐."

아내는 시선을 경보기 쪽으로 느릿하게 돌렸다.

"어머, 저기서 울리네."

아내는 간신히 알아차렸다. 그 소리는 쩌렁쩌렁 울리는 우렁찬 소리도 아니고, 뜨르륵 뜨르륵 떠들어대는 소리도 아니다. 도움을 구하는 것처럼 왠지 구슬프게 들렸다.

잠시 후 소리가 멈췄다.

(…)

그날 밤 잠자리에 든 뒤에도 낮고 구슬픈 소리가 귓속에서 울렸다. 그 소리를 들으면서 부모 형제들의 법명과 세상을 떠난 나이를 헤아리다 보니 어느새 "나 여든, 아내 여든" 하고 읊조리고 있었다.

노부부를 덮친 치매라는 병은 비참하다. 이후에 소개하겠지만 치매가 진행될수록 상황은 더 비참해진다. 하지만 치매를 살아가는 것, 또는 치매 환자와 함께 살아가는 것은 과연 비참함뿐일까. 치매 환자를 돌보거나 치료하는 사람들은 치매를 살아가는 비참함을 볼 줄 아는 눈이 있어야 한다. 하지만 동시에 그 비참함에서 빠져나와 희망에 이르는 길을 찾아낼 수도 있어야 한다.

희망의 원천은 여러 가지가 있을 것이다. 치매를 앓으면 남의 손을 빌리지 않고서는 생활하기 힘들기 때문에 다른 사람과의 관계나 유대가 중요한 부분을 차지할 수밖에 없다. 따라서 희망은 이 관계성에서 찾아야 한다.

하루토 부부가 비참하게 살아가는 모습이나 소중한 것을 잃어버린 두 사람의 뭐라 말할 수 없는 슬픔은, 한편으로는 우리에게 살아갈 힘과 평소에 놓치기 쉬운 희망까지도 전해주는 것 같다.

《어떤 인연으로》_중기

아내 대신 빨래를 하며

《어떤 인연으로》가 발표된 것은 《천장에서 내려오는 슬픈 소리》 이후 약 1년 만이다. 작품을 보면 치매가 더욱 심각하게 진행되고 있다. 아내가 만드는 음식이 어딘지 모르게 달라졌다고 느꼈을 때 치매가 이미 시작되었다고 할 수 있다. 요리는 의외로 과정이 복잡하기 때문이다. 요리와 비교하면 빨래 같은 것은 아직 간단한 작업이라 할 수 있다. 몸에 밴 습관이라고 봐도 좋다. 하지만 치매가 진행되면 이것도 불가능해진다. 하루토의 아내는 치매를 앓기 전에는 빨래하기를 좋아했지만 이제는 빨래도 할 수가 없었다.

한밤중에 화장실에 가려고 일어난 하루토는 욕실에 불이 켜져 있는 것을 보고 아내가 빨래를 하고 있다는 것을 알았다. 욕실에 얼굴을 내밀고 "적당히 하고 그만 자"라고 하자 아내는 조용한 목소리로 "이제 빨래를 못하겠어요." 하고 중얼거렸다. 다음날 바로 세탁기를 샀지만 얼마 안 있어 세탁기조차 조작할 수 없게 되었다.

치매가 진행되자 세탁기를 작동하지도 못하고, 빨랫거리를 세탁기 안에 넣는 지극히 간단한 일조차 할 수 없게 되었다. 그제야 아내 대신 세탁기를 돌리게 되었는데, 그때 나는 아내에게 연민과 더불어 약간의 우월감까지 느꼈던 것 같다.

치매 노인을 돌보는 사람들이 환자에 대해 갖고 있는 생각이나 감정은 여러 가지다. 하루토가 아내에게 느꼈다는 연민이나 우월감에는 아직 얼마간의 여유가 묻어난다. 하지만 이 여유는 서서히 사라져간다.

아내를 집에서 돌보고 싶어 하는 남자의 마음

집에서 환자를 돌보는 사람들은 몸과 마음에 큰 부담을 안고 있다. 조사에 의하면 집에서 치매노인을 간병하는 가족 중 신체증상(두통, 관절통, 어깨결림, 권태감 등)을 호소하는 사람이 80퍼센트 이상, 정신증상(초조감, 불안, 공격성, 우울 증세 등)을 호소하는 사람은 70퍼센트 이상이라고 한다.

그럼에도 불구하고 왜 그들은 집에서 환자를 돌보기로 선택한 것일까. 치매를 앓는 사람에게 깊은 애정을 갖고 있거나, 주변의 압박에 의한 의무감 때문에, 또는 가족제도에서 비롯된 윤리관에 얽매여 있거나, 보험제도를 이용하는 방법을 모르기 때문일 것이다. 하지만 경제적으로 볼 때는 간병보험시행 후(일본의 경우) 오히려 가정에서 간병하는 편이 부담이 더 크다.

한편, 집에서 직접 환자를 돌보는 경우 간병인은 대부분 여성이다.

따라서 간병문제는 여성문제라고도 볼 수 있다. 반면에 남성은 약 15퍼센트 정도 된다. 남편이 집에서 아내를 간병하는 가장 큰 이유는 아내에 대한 죄의식 때문이다. 일에 쫓겨 부부가 함께할 시간을 전혀 가지지 못하다가 정년이 돼서 이제부터 같이 보낼 수 있겠다고 생각한 그때, 아내가 치매에 걸려버린다. 그러니 자기 때문에 아내가 그렇게 되었다는 자책감에 빠지는 것도 무리는 아니다. 하루토도 그런 경우였다.

빨래조차 할 수 없게 된 아내 대신 81살의 하루토가 집안일을 하게 된다. 하지만 만만치 않았다. 하루토는 처음으로 어떤 사실을 깨닫는다.

> 아내의 속옷이 10장 정도밖에 없다는 것을 깨달았을 때 몸이 오싹했다. 속치마도 적었다. 그에 비해 내 속옷은 수십 벌이나 되었다. (…) 어째서 이렇게 되었는지 아내에게 물어본 적이 있는데, 전쟁 중에 내 속옷을 구하기가 쉽지 않아 기회가 있을 때마다 사두었다고 했다. 작년까지 그 일이 계속되었다는 것을 알게 되었다.
> (…) 아내가 치매에 걸려 빨래를 못하게 되어서야 알게 되다니, 내가 얼마나 제멋대로인 인간인지 알 만하다. 한 가지 일을 보면 열 가지를 안다고, 아내는 내 빈약한 수입을 자신의 벌이로 충당하면서도 내게 생색을 내거나 원망 섞인 말을 한 적이 없었다.

하루토는 국가의 원조를 받으라는 권유에 대해 이렇게 쓰고 있다.

"아내가 치매에 걸린 원인이 내게 있다는 생각을 하게 되면서 관할구청이나 시설에 신세를 지는 데 저항감이 들었다."

그럼에도 불구하고 씩씩하게 살아내는 길

치매에 대한 일반적인 이미지는 이렇다. 이곳저곳을 배회하고 자신의 배설물을 갖고 놀며 도둑맞았다고 우기고 공격성을 보인다. 이런 행동은 누가 봐도 명백한 장애로 느껴진다. 양성증상이라 불리며 정신과에서는 이러한 증상을 주로 치료한다.

그러나 실제로 치료할 때 곤란한 점은 이 병이 살아가는 에너지를 서서히 앗아간다는 데 있다. 그 결과 기력이 떨어지고 만사가 귀찮아져서 온종일 집에만 틀어박혀 있게 된다. 이러한 증상은 음성증상이라고 불리며 의욕장애가 대표적인 증상이다. 치매 치료의 가장 어려운 과제는 이러한 증상을 극복해 생명의 불꽃을 지켜내고 치매라는 병 속에서도 씩씩하게 살아갈 수 있는 길을 찾아내는 것이리라.

그녀의 경우는 이러했다.

아내는 빨래만큼이나 목욕도 좋아해서 작년까지는 매일같이 목욕을 했다. 그러나 욕실에서 빨래를 하지 못하게 되면서 사흘이나 나흘에 한 번 정도로 목욕 횟수가 줄었다. 그리고 세탁물을 전부 내가 담당하게 된 뒤로는, 목욕에 대해서는 완전히 잊어버린 것처럼 일주일이나 열흘씩 목욕을 하지 않아도 개의치 않는 듯했다.

이러한 이유로 내가 목욕을 시키게 됐는데, (…) 마음만 급할 뿐 다리는 자꾸 후들거리고 목욕을 시키기가 힘들어 나도 모르게 벌컥 화를 내기도 했다. 그 와중에 아내가 "이래서 내가 목욕하기가 싫다니까" 하고 정상으로 돌아온 듯한 말을 해서 심장이 쿵 하고 내려앉은 적도 있었다.

아내를 목욕시키고 나면 나도 일주일 정도는 몸 상태가 좋지 않았다.

일상생활을 붕괴시키는 원인은 인지장애라고 생각하기 쉽지만 실은 살아가는 데 필요한 에너지가 약해지는 것도 크게 영향을 미친다. 낮 시간 동안 시설에 맡기면 의욕이 다시 솟아나 일상생활을 예전처럼 다시 하게 되는 경우가 있다.

머리 잘리던 날의 쓸쓸함

치매가 더욱 진행되면 다른 사람의 손을 빌리지 않고서는 생활이 어려워진다. 그에 따라 간병하는 사람의 부담도 커질 수밖에 없다. 하루토는 아내를 목욕시키기가 힘들어져 수건으로 닦는 데 그쳤지만, 그것만으로도 등에 땀띠 같은 종기가 나고 만다. 그리고 하루토는 깨닫는다.

"아내를 돌보는 시간이 길어지면서 나 혼자 힘으로는 도저히 불가능하다는 것을 점차 알게 되었다."

하루토는 의사한테도 "할아버지가 쓰러지면 할머니 혼자가 되잖습니까. 쓰러지지 않도록 주의하셔야 합니다."라는 말을 듣는다. 이 말에 결단을 내리고 관할구청에 연락을 하자 담당자가 찾아와서 '데이 홈(낮 동안 시설에서 맡아 전문직원이 돌보는 서비스)'을 권했다. 그리고 당장 목욕시키기가 힘들 테니 노인복지시설에서 실시하는 목욕서비스를 받으라고 했다.

이제 배우자 혼자 간병을 책임지지 않아도 되는 시대가 되었다. 더 이상 가족들이 무리한 부담을 질 필요 없이 사회자원을 이용하면 된다.

아마도 이 자체는 옳은 선택일 것이다. 그러나 이때 서비스를 제공하는 쪽과 환자(또는 가족)의 생각이 달라서 문제가 생기기도 한다. 때로는 이 차이가 점점 더 벌어지기도 하므로, 본인이나 가족은 서비스를 이용하면서 오히려 심리적인 부담이 커지기도 한다.

하루토 부부 역시 이 같은 경우였다. 다음은 보건소 직원으로 보이는 담당자가 그들을 처음으로 방문했을 때의 일이다.

아내는 테이블 앞에 놓인 의자에 앉아 생글생글 웃었다. 손님이 찾아오면 그런 얼굴을 하기도 한다.
T씨는 테이블 쪽으로 돌아와 그 자리에 서서 아내를 내려다보더니 "아무래도 머리가 거슬리네요. 목욕하기 전에 짧게 잘라두는 게 좋겠어요."라고 말했다. 나도 부스스한 머리가 신경이 쓰였다. T씨는 숄더백에서 가위와 빗을 꺼내 머리를 빗으로 정리하면서 자르기 시작했다. 아내는 꼼짝 않고 앉아 있었다.

여기서 하루토의 필체는 결코 비난조로 느껴지지는 않는다. 그러나 첫 대면 자리에서 T는 아내를 '내려다보더니' '거슬린다'라고 말하면서 느닷없이 아내의 머리를 자르기 시작한다.
과거에는 노인복지시설에 입소하면 간병의 편의를 위해 반강제로 머리를 짧게 잘랐다. 그러고 나서는 "와~ 예뻐요!" 하면서 소란스럽게 법석을 떨었다. 나는 이런 행동에서 느꼈던 불쾌감을 T의 '친절'에서도 느꼈다. 하루토 역시 그 뒤 문장에서 '쓸쓸한 기분이 들었다'고 쓰고 있다.

이와 같은 생각의 차이는 생활과 직접 관련이 있는 방문 서비스를 받게 되면 더욱 커진다. 하루토는 소개소에 부탁한 '도우미'가 왔을 때 '진심으로 안심'한다. 그러나 …

> 도우미 Y씨는 의자에 앉아 있던 아내를 선 채로 손으로 가리키며 "이렇게 되지 않으려고 저는 벌꿀을 사서 먹고 있죠."라고 말했다. 그러고는 손가방에서 낡아 보이는 둥근 캔을 꺼냈다. 가방 안에는 종이상자와 비스킷 같은 것이 들어 있었다. Y씨는 종이상자에서 눈깔사탕을 하나 꺼내 자기 입에 던져 넣은 뒤 아내와 내게도 하나씩 건넸다. 아내는 받지 않았다.

읽고 나니 마음이 아프다. 눈깔사탕을 받지 않았던 아내는 이후 도우미의 언동을 부드럽게, 그러나 확실히 거절한다. 결국 하루토는 그 도우미를 자르고 다른 소개소를 통해 도우미를 소개받는다.

오랜 간병으로 얻게 된 그 무엇

'치매노인가족회'라는 전국 조직이 있다. 치매노인을 집에서 간병하고 있는 사람들이 중심이 된 가족모임으로, 각지에 지부도 있다. 나 역시 이 가족회 회원인데, 모임에 참석할 때마다 언제나 신기하게 생각되는 일이 있다.

가족회 회원들은 눈물을 흘리며 간병의 괴로움에 대해 이야기한다. "확 걷어차고 싶었어요.", "저는 할아버지를 죽이고 따라 죽으려고 한

적이 있어요." 같은 말을 하는 사람도 있다. 하지만 함께 여행을 떠나보면 의외로 많은 사람들이 명랑하다. 물론 내가 어떻게 그렇게 명랑할 수 있느냐고 물어보면 "그렇지 않아요. 눈물과 원망, 괴로움 속에서 살고 있어요."라고 대답하는 경우가 많지만.

어쨌든 오랜 시간 동안 고통스러운 간병을 해오면서 '성스러움'이라고밖에 표현할 길이 없는 '무엇인가'를 만났기 때문일 것이다. 그것은 그때까지의 인생, 사고방식, 감정을 크게 뒤흔드는 어떤 것이다.

그렇다면 하루토의 경우는 어떠했을까. 다음은 아내가 처음으로 시설에 가서 목욕서비스를 받는 장면이다(그런데 나는 목욕하러 노인복지시설로 이동할 때, 충분히 걸을 수 있는 사람을 들것에 태우는 것은 이해가 되지 않는다).

> 차 뒤쪽에서 들것이 커다란 소리를 내며 끌려나왔다. 짙은 보라색의 침낭 같은 것이 펼쳐지고 거기에 아내의 몸이 들어가자, 들것은 다시 커다란 소리를 내며 밀려올라가듯 차 안으로 들어갔다. (…) 침낭 속의 아내는 눈을 지그시 감고 있었다. 머리를 잘라서 그런지 어린아이 같기도 했다. 아내가 머리를 자르던 날, 무슨 이유인지 쓸쓸한 기분이 들어 밤에 잠을 이루지 못한 일이 떠올랐다.
> (…)
> (시설의 욕조에 들어간 아내를 보자) 집에서 목욕할 때보다 한층 더 여위어 마치 해골 같았다. 그럼에도 그 몸에서 후광이 비치는 것처럼 느껴지는 것은 50년 동안 나를 위해 헌신을 다해주었기 때문일 것이다.

두 여성이 다른 욕조로 아내를 옮긴 후 머리, 얼굴, 가슴, 배, 두 다리 순으로 비누칠을 하며 씻어나갔다. 이렇게 몸을 씻는 아내가 눈물로 흐릿해진 내 눈에는 이 세상에 없는 아름다운 존재로 변해가는 것 같았다.

이 문장을 읽고 나서 쉽게 '이해된다' '알겠다'고 말하는 것은 삼가야 할 것 같다. 그러나 굳이 내 경험에 비추어서 말한다면 이렇게 표현할 수 있을지도 모르겠다.

치매가 깊어지면 병은 몸까지 끌어들인다. 걷지도 못하고 자세도 유지할 수 없게 되므로 목욕할 때는 안아 올려야만 한다. 이 시기에는 체중 감소가 두드러지는 사람이 많아 안아 올렸을 때 팔에 느껴지는 무게가 점점 줄어든다. 그리고 어느 날 체중을 거의 느끼지 못하게까지 된다. 이럴 때 문득 '이 세상에 없는 어떤 것'을 느낄 때가 있다.

규범에서 벗어난다는 것은 다른 관점에서 보면 규범에서 자유로워지는 것이다. 신체의 참혹함(또는 부자유) 역시 보는 사람에 따라서는 인간을 한계 속에 가둬두는 물리적인 신체에서 초월하는 것으로 보인다. 그리고 무엇보다 함께 보낸 시간이 그것을 '이 세상에 없는 것' '성스러운 것'으로 변화시켜 사랑스럽게 느끼게 한다.

이렇게 보는 것이 옳은지 그른지에 대해서는 여기서 묻지 않기로 하겠다. 물론 옳고 그름을 따질 수 있는 문제도 아니다. 그러나 치매라는 병에서 어떤 빛을 보고 싶다면 규범, 상식, 이해, 역할 등으로부터 어느 정도 자유로워질 필요가 있다는 것만은 확실하다. 환자를 치료하는 전문가도 이러한 자유를 체험하지 못하면, 정열이 있다고 해도 또는 천직이라고 생각하고 그 일을 시작해도, 언젠가는 치매를 앓는 사람 옆에 있는 것이 고통이 된다.

치매가족들이 규범이나 상식에서 '자유로워진다는 것'은 어떤 의미에서는 아주 구체적인 변화라고 할 수 있다. 예를 들어 깨끗한 것을 좋아해서 집 안에 먼지 하나 남기지 않던 사람이 뭐든지 대충대충 하는 스타일로 바뀐다. 언제나 다른 사람 눈을 신경 쓰던 사람이 치매를 앓는 가족이 있다는 것을 공언하고 심지어 외국여행에까지 데리고 간다. 일이 취미였던 사람이 매주 함께 드라이브를 가고, 그때까지 들어가 본 적도 없는 주방에 들어가 음식을 한다. 그리고 어색했던 부부관계가 전에 없이 원만해지고 깊어진다. 반대로 말하면 이와 같은 변화 없이 환자를 완벽하게 돌보려고 하면 간병인은 곧 심신의 에너지가 다 소모되어 탈진상태가 되기 쉽다.

집 밖으로 나가는 아내

규범이나 상식에서 자유로워진다는 것은 머리로는 이해할 수 있어도 현실 생활에서 받아들이는 것은 그리 쉬운 일이 아니다. 하루토의 경우 아내의 부주의한 불 단속 때문에 곤란을 겪기도 했다. 그 다음 그에게 찾아온 것은 아내의 배회행동이었다.

> 아내가 문 밖으로 나가지 않도록 주의를 하고 있었지만 피로 때문인지 주의력이 흐트러진 것 같았다.
> 어제 점심 준비를 하고 있을 때였다. 아내는 현관 턱에 앉아 토방에 발을

내렸다 올렸다 하고 있었다. 물론 현관문에는 열쇠가 채워져 있었다.
"문 열려고 해봤자 안 열려" "빵 다 구워졌네. 이제 토마토만 자르면 끝나니까 조금만 기다려" 이런 말을 하던 중 갑자기 주변이 조용해진 것을 깨달았다. 아차, 싶어 현관문을 보았다. 문이 열려 있었다. 뛰어 내려가 대문을 보니 자물쇠가 풀려 있었다.
(…) 다리가 후들후들 떨렸다. 소리를 지르고 싶은 마음을 억누르고 가까운 파출소에 달려갔지만 순경은 보이지 않았다.

아내는 경찰이 보호하고 있었다. 발견된 장소는 집에서 상당히 멀리 떨어진 곳이었다. 내 환자 중에도 집에서 수십 킬로미터 떨어진 곳에서 발견된 분이 있었다. 다리 힘이 그다지 좋다고는 생각되지 않는 노인이 어떻게 거기까지 갔는지 놀라웠다. 운이 나쁘면 교통사고에 휘말리거나 산속에서 길을 잃어 불의의 사고를 당할 수도 있다.

처량하기 때문에 더 행복한 기분

하루토 앞에는 한층 더 곤란한 사태가 기다리고 있었다. 실금(失禁)이 출현한 것이다.

꾸벅꾸벅 졸다가 고함 소리를 들은 것 같았다. 몸을 일으켜 머리맡에 있는 전등을 켜니 아내가 내 쪽은 쳐다보지도 않고 침대에서 내려왔다. 아내의 표정이 보통 때와는 어딘가 달랐고, 이상한 냄새가 났다. 혹시 하는 생각에 침대에서 내려와 아내의 잠옷을 살펴보니, 옷자락 쪽에 갈색 반점 같은 것이 몇 개 눈에 띄었다.

부랴부랴 아내의 잠옷과 속옷, 속치마를 벗겼다. 속치마에는 갈색 반점이 상당히 많이 묻어 있었다. 그러고 나서 아내를 껴안고 변소로 데리고 갔다. 가는 도중에 내 쪽이 지쳐 쓰러질 것 같아 "참아야 돼. 이제 조금만 더 가면 되니까."라고 말하면서 힘겹게 아내를 끌고 갔다.

몸속에 남아 있던 대변이 다 빠져나온 뒤 마루방으로 데리고 가 가까스로 의자에 앉혔다. 그리고 부엌으로 달려가서 주전자에 물을 끓였다.

"그 다음은 기저귀다!"

큰 소리로 외치며 광으로 가 장롱 아래쪽 서랍을 열었다. 낡은 시트나 티셔츠 등을 여러 갈래로 잘라놓은 것이 목욕타월에 쌓여 있었다. 이미 몇 년 전에 아내가 준비해둔 것이었다.

이때 하루토는 몇 년 전의 일을 회상한다. 어떤 여성이 병원에서 누워만 지내는 아버지를 위해 종이기저귀를 사는 장면을 보고 아내는 이렇게 말했다.

"전 낡은 시트나 티셔츠 같은 건 안 버리고 기저귀로 사용하려고 모아두고 있어요."

아내가 노후를 언급한 것은 이때뿐이었다. 그래서 하루토는 '자식 없는 부부의 비참한 노후에 대해 아내가 이야기한 적은 없었다'고 적고 있다. 즉 하루토는 지금을 '비참한 노후'라고 느끼고 있는 것이다. 하지만 그것만이 전부는 아니었다.

주전자의 물을 세숫대야에 옮기고 그 물에 수건을 적셔서 아내의 허리부터 다리, 발바닥까지 닦았다. 그러고 나서 뜨거운 물에 걸레를 적셔서 힘주어 짠 다음 다다미와 마루방도 서둘러 닦았다. 변소도 청소했다. 그렇게나 깨끗한 것을 좋아하던 아내가, 하는 생각에 처량한 기분도 들었지만 왠지 행복한 기분이 샘솟았다. 그 기분은 점점 더 강해졌다. 욕실에서 아내가 기침하는 소리가 귓속 깊은 곳에서 들리는 것 같기도 했다. 청소를 끝낸 후 세탁해둔 속옷과 속치마를 아내에게 입혔다. 잠옷도 갈아입혔다.
시계를 보니 새벽 2시였다.

하루토는 '처량한 기분'도 들었지만 동시에 '행복한 기분'도 샘솟았다. 왠지 모르게 이해가 된다. 하루토의 이러한 '행복한 기분'을 속죄 행위(죄의식으로 말미암은)로 얻게 된 만족감에 불과하다고 단언하는 것은 너무 냉혹하다는 생각이 든다. 어떤 비참한 상황에서도, 아니 비참하기 때문에 유대감 하나하나가 '행복'을 불러온다고 나는 믿고 싶다.
소설에서는 이 후에 다음 문장이 이어진다.

"당신한테 이런 일을 시켜서 미안해요."
낮고 차분한 아내의 목소리가 들렸다.

소변이 만든 맑은 실개천

하루토가 주치의에게 이 에피소드를 이야기하자 노인복지시설에 입소

신청을 할 것을 권한다. 하루토 역시 납득하고 신청서를 제출한다. 하지만 입소하기 전에 다음과 같은 일이 일어난다.

> 쿵 하는 소리에 잠이 깼다. 전등을 켜니 아내가 침대 사이에 떨어져 있었다. (…) 겨드랑이 밑으로 손을 넣어 일으켜 세우려고 했지만 무거워서 들어 올릴 수가 없었다. 아내는 일어설 마음이 없었던 것이다. 두세 차례 더 시도해본 뒤 어떻게 하나 하고 옷자락 끝을 멍하고 보고 있자, 그것이 조용히 흘러나와 다다미 위를 뻗어가더니 작은 웅덩이를 만들었다. 망연하게 보고 있다가, 이것도 50년 동안 한결같이 나를 위해 애쓴 결과라고 생각하니 소변도 맑은 실개천처럼 보였다.
> "일어나 봐. 몸 닦아줄 테니까."
> (…) 수건을 짜서 아내의 허리부터 발끝까지 닦기 시작했다. 아내는 그런 나를 지켜보다가 "무슨 인연으로 당신에게 이런 일을…." 하고 중얼거렸다.

하루토의 고생은 이루 다 말할 수 없었을 것이다. 그러나 그 고통 속에서 아내의 소변은 '맑은 실개천'으로 승화한다. 그리고 치매를 앓는 사람의 말이라고는 생각되지 않는 아내의 혼잣말은 두 사람이 함께 지내오면서 쌓아올린 시간의 저 깊은 심원에서 표면으로 떠오른 말일 것이다.

입소하는 아내와 남편의 눈물

소설《무슨 인연으로》는 아내가 노인복지시설로 들어가는 장면에서 끝이 난다. 하루토는 거기까지 동행한다. 눈에서는 눈물이 멈추지 않는다. 서둘러 그곳을 뒤로 하고 눈물을 흘리며 은행나무 가로수길을 걸어 집으로 돌아온다.

그 후 하루토는 입 안의 격렬한 통증을 느낀 후 구강암이라는 진단을 받고 입원하게 된다. 그리고 입원 하루 전날 노인복지시설에 있는 아내를 방문한다.

> 아내는 침대에 누워 있었다. 입원한다는 말을 하는 중에 입의 통증이 심해져 말이 잘 나오지 않았다. (…) 이제는 아내의 손과 발을 닦아 줄 수 없다. 아내를 치매에 걸리게 했다는 죄책감은 내가 H의대병원에서 고통의 날을 보내는 것으로 어느 정도 덜어질 것 같았다.

하루토가 느끼는 죄책감의 깊이를 보여주는 문장이지만, 동시에 사회적 원조에 대한 신뢰감이 얼마나 낮은지를 보여주는 문장이기도 하다. 언제쯤 돼야 사회적 원조는 이용자나 그 가족의 죄책감을 불러오지 않게 될까. 우리의 치료나 간호가 변변치 못함을 다시 한 번 반성하게 된다.

《그럴지도 모른다》_말기

남편도 못 알아보는 아내를 기다리며

3부작의 마지막 작품인《그럴지도 모른다》는 대부분이 하루토의 암 투병기다.

입원 후 하루토는 격렬한 통증으로 침대에서 일어나지도 못할 정도가 된다. 방사선 치료를 받았지만 밤낮도 구별하지 못하고 헛소리를 하는 섬망상태에 빠진다. 그리고 24시간 동안 계속되는 점적주사, 설사와 실금으로 한때 위독한 상태에 빠지기도 했다.

이 같은 고통의 날들을 보내면서도 하루토는 아내를 계속 걱정하고 아내의 면회를 기다린다.

아내가 자진해서 면회를 오는 것은 아니다. 복지시설 직원이 호의로 데려다 주는 것이다. 그것은 알고 있지만 거기에는 뭔가 다른 것이 있다는 생각이 들었다.

나는 아내를 만나면 눈물이 나서 말을 할 수 없기 때문에 만나고 싶지 않다고 말한다. 그러면서도 복지시설에서 연락이 오면 그것으로 그때까지의 공허감이 메워졌다는 것을 느꼈다.

(…) (하루토 부부가 중매를 선) Y씨에게 노인복지시설 직원이 아내를 데리고 오겠다는 연락을 했다고 한다. (…) 만나면 나는 눈물이 멈추지 않을 것이고 아내는 내가 누군지도 모르기 때문에 이상해질 것 같다고 하자 Y씨가 갑자기 강한 어조로 이렇게 말했다.

"그렇지 않아요. 그 순간은 못 알아봐도 알고 있을 거예요."
나는 옳은 말이라고 생각하고 입을 다물었다.

치매가 깊어지면 가까운 사람도 제대로 알아보지 못하게 된다. 아들이라도 만나는 횟수가 줄면 "저 사람이 누구더라…" 하고 고개를 갸웃거리다 결국은 완전히 잊어버리고 만다. 하지만 항상 옆에 있는 사람은 어떤 관계인지 모르게 되어도 '이 사람은 언제나 날 보살펴주고 있는 사람이야'라든가 '친한 사람'이라고 생각한다. 즉 유대감에 뿌리를 둔 감정만은 남게 되는 것이다.

치매가 더욱 진행되면 말이 완전히 없어지기도 한다. 그런데 이들 중 몇몇은 나를 보면 다른 사람을 대할 때와는 확실히 다르게 미소를 짓는다. 오랜 세월 동안 서로를 알아왔기 때문이다.

그러나 아무리 특별한 미소를 지어 보여도 배우자에게 "잘 알고 있지 물론! 좋은 사람이야"라는 말을 들으면 그 충격은 극복하기가 힘들다. 따라서 "그 순간은 못 알아본다 해도 괜찮아요. 오랜 세월 동안 친하게 지내온 아주 가까운 사람이라는 건 알고 있을 테니까요."라고 이성적으로 말할 수 있는 사람은 많지 않을 것이다.

중증 환자의 예리한 혼잣말
노인시설에 입소한 뒤로도 아내의 치매는 계속 심각해진다. 물론 하루토의 귀에도 이 사실이 들어갔다. 자원봉사자 F씨가 아내를 방문할 때 선물로 포도를 가지고 갔는데, 다짜고짜 포도송이를 쥐더니 그대로 입에 넣었다는 것이다. 하루토는 알이 작은 포도라도 한 알 한 알 정성껏 껍질을 벗겨낸 뒤 입에 넣던 예전의 아내를 생각했다.

그리고 얼마 후 마침내 아내가 휠체어를 타고 하루토의 병실을 찾아온다.

아내와 함께 온 여성이 휠체어 옆에 쭈그리고 앉더니 "부인, 남편분이시잖아요."라며 침대에 걸터앉은 나를 가리켰다.

(…) 아내는 생글생글 웃으며 뭐라고 말을 했다. 틀니가 없어서 무슨 말을 하는지 더 알 수 없었다. (…) 아내의 손을 잡아보니 차가웠다. 예상대로 눈물이 멈추지 않고 흘러내렸다. 콧물을 닦으려고 좁고 긴 테이블 위에 놓인 화장지 상자에서 화장지를 뽑으려고 했지만, (…) 좀처럼 나오지 않았다. 아내는 품속으로 손을 넣더니 뒤적거렸다. 휴지를 찾는 듯했다. 동행한 부인이 눈치를 채고 자리에서 일어나 아내의 소매에서 휴지를 꺼내주었다.

(…) 지난번에 왔을 때 자원봉사자가 몇 번이나 "이 사람은 누구죠?" "남편분이시잖아요." 같은 말을 했지만 아내는 아무런 대꾸도 하지 않았다. "남편분이세요"라는 말을 몇 번이나 들었을 때 아내는 "그럴지도 모르죠"라며 낮지만 또렷한 목소리로 말했다.

나는 충격을 받고 입을 다물어버렸다. 나는 병원에 입원해 있고 아내의 식사 준비도 하지 않으며 몸도 닦아주지 않는다. 전부 시설에 맡겨놓고 있는 것이다. 그래서 아내는 "이 분이 남편이시잖아요"라는 말을 들어도 대꾸도 못하고 그저 "그럴지도 모르죠"라는 말만 했던 것일까.

그녀의 말은 대부분 의미가 통하지 않는다. 하지만 이처럼 심각한 치매상태에 빠진 노인이 어느 순간에 중얼거리는 한마디가 때로는 우리를 두려움에 떨게 한다. 상황을 너무나 정확하게 꿰뚫고 있는 것처럼 느껴지기 때문이다.

아내를 돌려보낸 뒤 그날 밤 하루토는 이런 생각을 하게 된다.

그날 밤 잠이 깼을 때 "그럴지도 모르죠"라는 말과 아내의 표정이 떠올랐다. 그리고 그 말은 아내가 건강했을 때도 가끔씩 하던 말이라는 것을 깨달았다.

(…) 아내는 보통 때는 말투가 상냥하지만 한 번씩 무뚝뚝하게 말을 할 때가 있다. "그럴지도 모르죠"도 그런 경우다. 예를 들어 어떤 사람과 내가 언쟁을 했을 때 나는 아내 말고는 그런 말을 할 상대가 없기 때문에 장황하게 이야기를 늘어놓는다. 그러면 아내는 아무 말도 하지 않고 듣고 있다. 상대를 비난하거나 내 말에 맞장구치지도 않는다. 말할 만큼 말하도록 놔둔 뒤 낮고 침착한 목소리로 "그럴지도 모르죠"라고 냉정하게 한마디만 한다. 그러면 나는 물이라도 뒤집어쓴 듯 기가 꺾이고 만다. 자원봉사자는 "그럴지도 모르죠라니, 그런 말이 어디 있어요."라며 쓴웃음을 지었다. 그 다음부터는 "이 분이 남편이시잖아요"라는 말을 일절 하지 않았다.

(…) 아내는 내가 콧물을 닦을 휴지를 찾고 있었다. 이것만 봐도 도저히 나를 모른다고는 생각할 수 없다.

이 방으로 옮겨오기 전에 일시적으로 위독한 상태였던 모양이다. (…)

침대에 누워 꾸벅꾸벅 졸고 있는데 커튼을 젖히고 간호사가 들어왔다. 간호사는 침대 옆에 서서 나를 내려다보고 있었다. (…) "나아지고 싶다는 열의가 있어서 여기로 다시 돌아오게 됐어요"라고 중얼거리더니 밖으로 나갔다. 치매에 걸린 아내가 날 구한 것이다.
주사기 없이는 견딜 수 없는 몸이라는 것도, 시간이 흘러가는 것도 잊고 나는 어느새 침대 위에 정좌를 하고 있었다. 내 몸은 노인복지시설이 있다고 생각되는 쪽으로 자연스럽게 향했다.

이 문장에서 소설은 끝난다. 이것이 아마도 하루토가 쓴 마지막 문장이 되었을 것이다. 이 소설이 잡지 〈군상(群像)〉에 발표된 것이 1988년 1월 7일. 그 전날 하루토는 돌아올 수 없는 사람이 되었다.

희망과 빛을 찾아 떠나는 여행

하루토는 두 사람의 비참한 생활 속에서 빛을 본 것임에 틀림없다. 늙고 추하다고도 볼 수 있는 아내에게서 후광이 비친다고 느꼈을 뿐만 아니라 아내 몸은 '이 세상에 없는 아름다운 것'으로 승화했다. 그리고 아내가 흘린 소변은 '맑은 실개천'이 되었다.

위독한 상태에 빠진 자신을 '치매에 걸린 아내가 구해주었다'고 느끼기도 한다. '아내를 만나고 싶고 죽어서는 안 된다는 마음이 암암리에 작용했다'고 자각하고 있기 때문이다. 또한 '치료가 제대로 진척되지 않아서 어쩌다 이런 병에 걸리게 됐을까 하는 어두운 기분이 들 때가 있지만 (…) 아내를 생각하면 미소가 떠오른다'고 했다. 남편을 알아보지 못한다고 생각했던 아내가 자신을 위해 휴지를 찾아주자 '도저히 나를 모른다고는 생각할 수 없다'고 느끼기도 했다.

하지만 아내 쪽에서는 하루토의 성실함이나 상냥함을 진정한 빛으로 여겼을까? 과연 그녀는 비참함에서 구원되었을까?

하루토의 성실함은 분명히 하루토 자신은 구했지만, 아내를 구하는 데까지는 이르지 못했을지도 모른다. 냉정하게 느껴지는 아내의 혼잣말은 우리에게 커다란 의문을 남긴다.

따라서 나는 원점으로 다시 되돌아가서, 치매라는 삶을 사는 사람들의 희망과 빛을 찾는 여행을 계속해야만 한다고 생각했다.

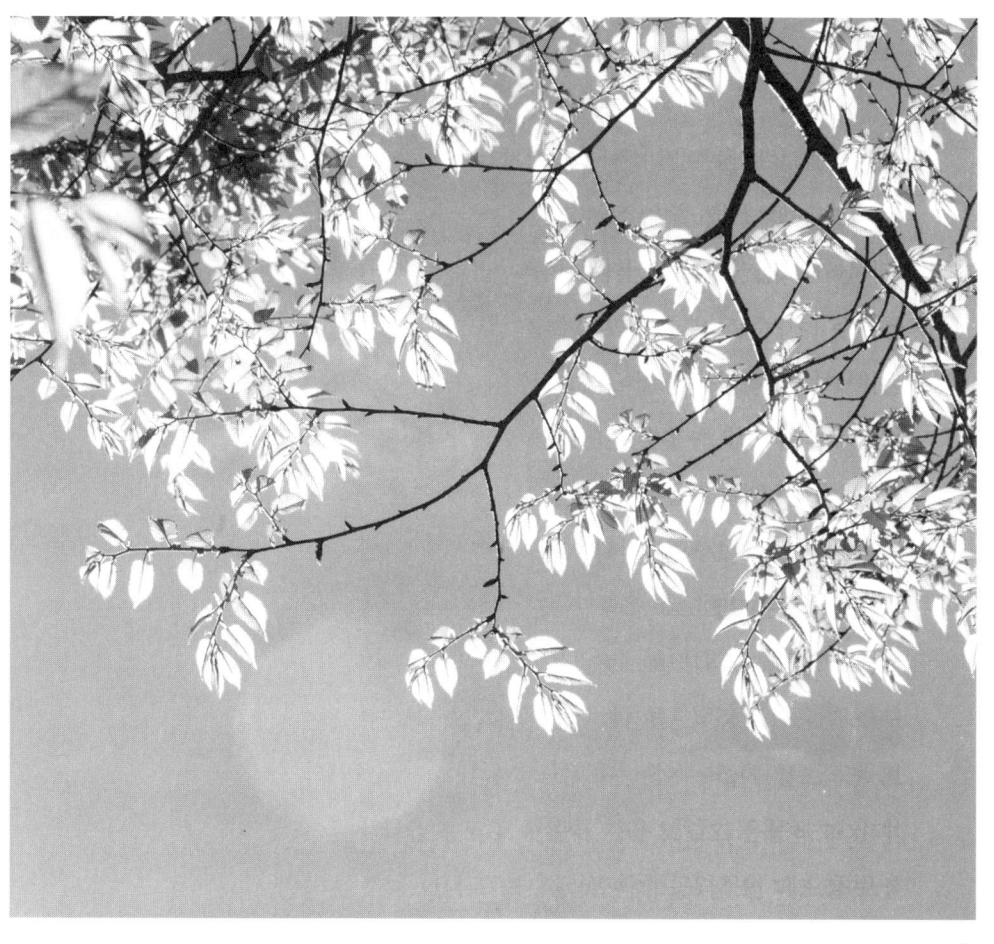

3장

그들의 마음이 있는 곳

귀 기울이면 보이는 세계

마음에 다가가기

지금까지 치매 연구는 대부분 치매라는 병에 대한 연구 또는 치매노인을 어떻게 치료할 것인가에 대한 연구였다. 말하자면 치매노인을 어디까지나 연구 또는 처우 대상으로 보는 것이다. 물론 이와 같은 연구에도 의미가 있다.

그러나 치매를 앓는 사람들이 세상을 어떻게 보고 그들의 마음이 어디에 있는지를 헤아려 그 마음에 가까이 다가가려는 의지가 지금까지는 너무나 부족했다. 말하자면 그들을 주어로 이야기하고 그 이야기를 이해하려는 태도가 빠져 있었던 것이다.

이래서는 그들을 이해하는 일이 원리에만 치우친 것이 될지도 모른다. 우리가 앞으로 해야 할 일은 그 둘 사이의 연결점을 찾는 것이다.

우리의 마음과 이어져 있다

"치매에 걸리면 본인은 아무 것도 모르기 때문에 행복하겠어요. 주변 사람들은 힘들겠지만 말이에요."라는 말을 자주 듣는다.

하지만 결코 그렇지 않다. 치매를 앓는 사람들과 오랜 시간 함께하다 보면 그들의 기쁨, 분노, 슬픔, 즐거움이 확실히 눈에 보이게 된다. 그들의 마음 세계는 우리의 마음 세계와 이어져 있다.

그것이 보이지 않는 것은 우리가 보려고 하지 않기 때문이다. 멀리서 조심조심 바라봐서는 보이지 않는다. 진찰실에서 일방적인 시선으로 그들을 지켜봐도 눈에 띄지 않는다. 그들이 일상생활 속에서 만들어내는 언어 아닌 언어에 귀를 기울임으로써 그들의 마음에 다가갈 수 있다.

> 어머니를 노인시설로 보냈다
> 치매노인들 속에서
> 조용히 앉아 나를 보는 어머니가
> 눈물 너머로 흐릿하게 보였다
> 돌아가려고 하자
> 아무 것도 알 리 없는 어머니가
> 내 손을 꽉 잡았다
> 내가 돌아가면
> 내가 나간 무거운 문 앞에 딱 들러붙어
> 언제까지나 그 문을 바라본다고 한다
> _후지카와 신노스케 〈어머니〉

초기_미래에 대한 불안

나이 든 사람들의 마음에 다가가는 길

1장에서도 이야기했듯이 중핵증상은 의학적으로밖에 설명할 수 없다. 그러나 주변증상은 치매를 앓는 한 사람 한 사람의 인생을 가까이에서 지속적으로 지켜본다면 이해할 수 있다. 이러한 이유로 이번 장에서는 주변증상이 나타나는 과정을 그들의 삶 속에서 살펴보기로 한다.

   단, 주변증상은 너무나 다양하기 때문에 모든 증상을 다 다룰 수는 없다. 따라서 여기서는 치매 시기별로 전형적인 증상을 살펴보고자 한다.

   먼저 초기의 전형적인 주변증상은 도둑망상이라고 할 수 있다. 이 시기는 건망기라고 불리며 기억장애가 중심이 되는 중핵증상이 나타난다. 그러나 2장에서 설명했듯이 이 시기는 여러 가지 정신증상과 함께 격심한 망상을 보이기도 한다.

   치매로 인한 망상은 여러 가지가 있는데, 그중에서 가장 높은 비율을 차지하는 것이 도둑과 관련된 망상이다. 내가 실시한 조사에서는 전체 치매환자의 약 3분의 1이 망상 증상을 보였고, 그중에서 70퍼센트가 도둑망상이었다.

따라서 도둑망상을 치매 초기의 전형적인 주변증상으로 선택했다. 여기서는 이 증상이 나타나는 과정을 살펴보고, 이를 통해 치매를 살아가는 사람들의 마음에 가까이 다가가 보고자 한다. 이것은 도둑망상을 정신분석 같은 학문적 입장에서 다루는 것이 아니다. 치매 치료에 종사해온 사람으로서, 치매를 살아가는 사람들과 주변 사람들이 겪는 과정을 있는 그대로 독자들에게 전달하고 싶다.

그리고 도둑망상이라는 작은 창을 통해 치매를 살아가는 사람들, 더 나아가서는 노년을 살아가는 사람들의 마음에 조금이라도 가까이 다가가, 그곳으로 이어지는 길을 만들어나가고 싶다.

도둑맞았다는 망상

도둑망상은 보통 자신이 물건을 놔둔 장소를 잊어버리고 '없어졌다'고 하다가 결국 '도둑맞았다'라고 상상하게 되는 것이다. 그러나 앞에서 이야기했듯이 물건을 놔둔 장소를 잊어버리는 사람이 전부 도둑망상에 빠지는 것은 아니다. 거기에는 틀림없이 어떤 사정이나 그들의 마음에 특유의 불안정함이 있기 때문일 것이다.

도둑 취급을 받는 사람은 대부분 가장 가까운 사람이다. 전형적인 예로는 시어머니가 며느리를 도둑으로 몰아붙이는 경우다.

아무리 상냥한 사람이라도 도둑으로 몰려 "이 도둑놈, 내 지갑 내

봐!" 하고 욕을 얻어먹거나 격렬한 공격을 받으면 태연하게 있을 수 없다. 그렇다고 간병 일을 내팽개치고 도망칠 수도 없는 노릇이다.

　치매간병 교과서에는 '도둑 같은 것은 없다고 부정하는 것이 아니라 같이 찾는다. 사라진 물건이 발견되면 해결된다'고 쓰여 있다. 이것은 치매가 어느 정도 깊이 진행된 경우에는 괜찮은 방법이다. 그러나 가장 초기 단계에서 이 망상이 보이거나 아직 치매 진단을 받지 않은 경우에는 이 방법을 쓸 수 없다. 충분히 논리적인 반격을 할 수 있기 때문이다. 예를 들어 물건을 찾은 다음 "여기 있었네요, 정말 다행이에요"라고 말하면 "네가 그런 곳에 숨겨 놓고 무슨 소리 하는 거야, 아주 못됐어!"라며 되받아친다.

　또한 초기에는 가장 가까운 간병인이 도둑으로 지목되기 때문에 공격성은 더 격렬하고 집요하다. 반대로 말하면 망상 대상이 한 사람으로 좁혀진다. 하지만 치매가 이미 진행된 단계에서 나타나는 도둑망상의 경우는 훔쳤다고 힐책할 만한 상대가 막연해져서 '누가 들어왔다'는 식으로 말하거나 가까운 사람을 지적해도 그 사람이 강하게 부정하면 혼란스러워한다.

　그렇다면 이와 같은 증상이나 행동 뒤에는 어떠한 마음의 세계가 펼쳐져 있을까. 지금부터는 대응하기 어려운 초기의 도둑망상에 대해 살펴보고, 그들의 말에 귀를 기울여보기로 하자.

딸을 도둑으로 모는 엄마의 속내

우선 도둑망상의 전형적인 한 예를 소개하겠다(분석에 지장이 없는 범위에서 프라이버시를 위해 사실과 다르게 기술한 부분이 있다).

88세, 여성. 알츠하이머형 치매.

교토에서 태어나 교토에서 자랐다. 의사인 A의 집에서 가정부로 일하다가 A의 부인이 죽은 뒤 A와 함께 생활하게 되었고, A와 전처 사이에 태어난 딸을 키웠다. 그러나 정식결혼은 하지 않고 오랫동안 내연의 부인으로 생활해왔다. 고집이 세고 지기 싫어하는 성격이었다.

A와의 사이에 아이는 없었고, 전처소생의 딸을 친자식처럼 여기고 키웠다. 딸도 중학교에 입학할 때까지는 그녀를 친모로 알았다고 한다. 딸이 결혼하고 다른 지역에서 살게 되면서 A와 둘이서 생활해왔다.

10년 전에 A가 고령으로 병원을 그만두자 이때부터 A에게 혼인신고를 요구하기 시작한다. 그러나 A는 그녀의 요구에 응하지 않았다. '그렇다면 재산분배라도 해달라'고 다그치자 '너 같은 가정부에게 줄 돈은 없다'면서 계속 냉담하게 거부했다. 이 일로 언쟁이 끊이지 않았다. 가끔 친정을 방문하는 딸은 두 사람이 싸우는 모습을 수차례 목격했고, 아버지에게 그녀의 요구를 들어주도록 간절히 부탁하기도 했지만 A는 눈도 꿈쩍하지 않았다.

그러다가 몇 년 전부터 A의 건강이 악화되어 딸이 친정을 자주 방문하게 되는데, 그 무렵부터 그녀의 건망증이 심해지고 있음을 느꼈다고 한다. 그러나 그것을 '나이 탓'으로만 생각했다. 3년 전부터 A의 건강이 더욱 악화되어 입원과 퇴원을 반복하게 되면서부터는 딸을 보고 "도둑년!"이라고 욕하면서 거세게 힐난하기에 이른다. 도둑맞았다고 주장하는 것들은 지갑, 핸드백, 젊었을 때 A가 사준 분재용 소형 가위, 보청기의 건전지 등이다.

있는 곳을 찾아내서 "여기 있잖아요"라고 하면 "그런 데다 숨겨 두다니!"라면서 딸을 꾸짖었다. 병상에 누워 있는 A의 머리맡에서 큰 소리로 "빨리 재산 나눠줘요!"라고 집요하게 다그치기도 했다. 그때까지는 고집스러운 아버지에게 비판적이고 그녀에게 동정적이었던 딸도 이쯤 되자 질려버렸다.

일상생활은 그럭저럭 영위하고 있었지만 주변 정리는 힘들어졌다. 이전에는 꼼꼼하고 깨끗한 것을 좋아해서 먼지 하나 떨어져 있지 않던 집 안이 발 디딜 틈이 없을 정도로 어지러워졌다.

그러는 중에 A가 사망했다. 그 순간부터 패닉상태에 빠져 소리를 지르며 병원을 돌아다니는 등 큰 소동이 벌어졌다. 이런 난리 속에서 장례식이 치러졌는데, 그녀는 천애고아의 몸이고 장례식에 참가한 사람들은 전부 A의 일가친척이었다. 이날부터 딸이나 집으로 찾아온 사람들에게 '재산을 빼앗으려 한다' '나를 함정에 빠뜨리려고 한다'고 호통을 치면서 사람들을 할퀴고 깨물었고 잠도 전혀 자지 않았다.

내가 의뢰를 받고 왕진을 가게 된 것은 이 시점부터였다. 하지만 나를 집 안에도 들이지 않고 완강히 거부했다. 결국 아무 것도 먹지 않고 잠도 자지 않는 상태가 일주일이나 계속되었고, 이대로 있다가는 생명이 위험하다는 판단 하에 반강제로 입원시켰다. 나에게 큰 소리로 욕을 퍼부었지만 병동에 들어가자 꽤나 안심한 표정이 되었다. 야간 근무를 하는 간호사와 잡담을 나눈 뒤에는 스스로 잘 알아서 병실로 돌아가 잠을 잤다.

수면제도 복용하지 않고 숙면을 취했다. 다음날 아침 내가 출근하자, 못 알아볼 정도로 온화한 표정이 되어 다가왔다. 그리고 "약한 여자를 괴롭히면 안 돼요"라고 수줍은 듯이 말하면서 내 손을 잡았다. 귀신같은 모습은 완전히 사라졌다.

그 후 여러 가지 이야기를 나누면서 앞으로 어떻게 살아야 할지 모르겠다는 고민까지 듣게 되었다. 입원 당시에는 딸이 자신을 버릴 것이라는 불안과 불신, 도둑망상이 과격한 어조로 표현되었다. 그리고 자신은 내연의 처이기 때문에 틀림없이 한 푼도 못 받고 집에서 쫓겨날 것이라며 눈물로 호소했다.

이에 내가 중개인이 되어 딸에게서 상당한 금액의 원조 약속을 받아내자 도둑망상은 어이없을 정도로 바로 사라졌다. 이후 망상으로 인한 하소연은 한 번도 하지 않았다.

왜 신세지고 있는 사람을 공격할까

지금부터는 도둑망상이 있는 사람들의 마음에 가까이 다가가보기로 한다. 우선 그들을 처음 진료하는 장면부터 시작하자.

그들과 처음 만나면 우선 격렬한 공격성에 당황하게 된다. 집에서는 빗자루를 들고 쫓아다니면서도 진찰현장에서는 '집안 망신'이라고 숨기려 드는 사람도 있다.

그러나 대부분은 면접자나 도둑 취급을 받지 않는 다른 가족들이 그저 조금만 재촉해도, 마치 들어줄 사람을 기다렸다는 듯이 자신이 얼마나 부당한 일을 당하고 있는지를 조급한 말투로 이야기한다. 병원에 오는 것을 계속 거절하다가 그냥 한번 검사만 받기로 하고 찾아온 경우라도 한번 이야기를 시작하면 멈출 생각을 하지 않는다.

물론 옆에 도둑으로 단정 지은 상대가 있어도 별반 다르지 않다. 맞장구를 치면서 듣고 있다 보면, 같이 온 보호자(망상대상이나 배우자인 경우가 많다)가 안전부절 못하고 있다는 것을 알 수 있다. 그리고 눈으로 '선생님, 속지 말아 주세요. 사실이 아닙니다'라고 간절하게 호소한다. 나와 환자가 한창 이야기하고 있는 중에 질렸다는 표정으로 끼어들어 "그게 아니죠!"라고 부정하는 가족도 있다. 이렇게 되면 눈앞에 아수라장이 펼쳐진다.

그런데 망상과 공격의 대상은 앞에서도 이야기했듯이 대부분 가장 가까이에서 그들을 돌보는 사람들이다. 하필이면 왜 가장 신세를 지고 있는, 또는 가까운 미래에 신세를 지게 될 사람들을 이다지도 격렬하게 공격하는 것일까. 소박한 의문이 고개를 든다.

공격성 뒤에 숨은 불안과 쓸쓸함

망상대상에 대한 공격적인 말은 집요하고 과격하다. 듣고 있는 것만으로도 무심코 움츠러들 때가 있다. 그러나 그들의 이야기는 수레바퀴처럼 똑같은 말만 반복될 뿐, 내용이 발전하는 일은 결코 없다. "다른 불만은 하나도 없는데, 이 사람은 내게 중요한 것을 훔쳐갑니다. 내가 소중히 여기고 있는 것만 숨겨요. 대체 왜 그럴까요? 훔치는 건 당신답지 않다고 충고하지만 전혀 듣지를 않아요." 그리고 한숨 돌린 후 "선생님,

제 말 좀 들어보세요. 이 사람은⋯." 하면서 다시 처음부터 이야기를 시작하는 것이다.

그들의 말을 가만히 듣고 있다 보면 문득 쓸쓸한 표정이 스쳐지나간다는 것을 알 수 있다. 때로는 '그 사람이 죽은 뒤로 이 사람(망상대상)은 내게 이런 터무니없는 짓을 하고 있어요'라는 듯이 눈물을 보이며 강하게 호소한다. 갑자기 말문이 막힐 때는 불안에 가득 찬 어두운 표정만 짓고 있다. 나는 그제야 그들이 격렬한 공격성으로 마음 깊숙이 숨어 있는 불안과 쓸쓸함을 감추려 하고 있다는 것을 깨닫는다.

그러나 초진 현장에서 경험하는 이러한 깨달음은 아직 임상적인 직감일 뿐이며 막연한 예측에 지나지 않는다. 중요한 것은 이러한 느낌이 들 때 공격성에 주목하지 않고 그들의 불안에 가까이 다가가는 상담으로 전환하는 것이다. 그러면 즉시 표정이 부드러워지고 진전이 없던 이야기가 처음으로 변화를 보인다.

예를 들면 옛날이야기로 화제를 바꾼다. 그러면 대부분 스스로를 자랑스럽게 생각하고 마음 편히 생활하던 때의 이야기를 꺼내기 시작한다. 물론 이런 이야기는 단편적이어서 망상에 대한 실마리를 얻는 데 도움이 되지는 않는다.

정말 원래부터 그런 사람일까

그런데 초진 단계에서 환자 가족들과 이야기할 때 기묘하게 생각되는 일이 한 가지 있다. 그것은 가족들이 도둑망상을 '고령의 건망증에서 비롯된 자연스러운 현상'이라고 생각한다는 점이다. 이것은 치매에 대한 지식이 부족하거나 일종의 오해 때문에 생긴다. 하지만 이유는 그것만이 아닌 것 같다. 도대체 무엇이 망상을 '자연스러운 현상'으로 느끼게 하는 것일까.

환자들과 함께 병원을 방문한 보호자들은 대부분 도둑망상을 명백하게 병으로 인식한다. 한편으로는 그 망상이 그때까지 환자들이 살아온 삶의 방식을 그대로 잇고 있는 것처럼 보이기 때문에 갈피를 잡지 못하고 있는 듯했다. 환자에 대한 가족들의 비난을 듣고 있다 보면 어느 틈엔가 망상이 나타나기 이전까지 비난하고 있다. "옛날부터 이 사람은 이런 데가 있었어요"라고 말하는 사람들도 있다.

치료자에게는 지금 눈앞에 있는 환자의 증세가 여지없이 병으로 보인다. 치매가 오기 전에는 결코 남을 의심하는 일 없이 인생을 훌륭하게 살아온 사람들이었다. 따라서 지금 나타나는 망상은 그때까지 살아온 삶의 방식과 완전히 달라 보인다. 그럼에도 불구하고 가족들이 막연하게 느끼고 있는 연속성이란 무엇인가. 이것이 초진을 하는 시점에서 우리가 품게 되는 두 번째 의문이다.

의지하고 싶지만 신세지는 건 싫어

초진에서 품게 되는 이런 의문은 환자와의 관계가 깊어지면서 환자의 마음이 보이게 되고, 그러면서 조금씩 해결된다. 그러면 그 과정을 한 번 따라가 보자.

우선 공격성은 누구의 눈에도 확연히 보인다. 하지만 그 뒷면에는 불안과 적막함이 숨겨져 있다. 관계가 계속되면서 훔쳤다고 비난하는 상대에 대해 환자가 느끼는 모순되는 감정이 보인다. '의지하고 싶지만 의지하는 건 절대 싫다!' 이것은 앞에서 제시한 첫 번째 의문에 답이 된다. 누구보다 의존해야 할 상대에게 공격성을 보이는 이유는 '누구보다 의존해야 할 대상이기 때문'이라는 것이다.

대부분은 '당신 신세는 지고 싶지 않다'고 완강하게 거부한다. 여기서 '당신'이란 망상대상을 중심으로 그들과 관계를 맺어온 사람들이다. 그러나 치료를 시작하면 곧 알게 된다. 실은 그들이 망상대상에 의지하고 싶어 하는 마음을 숨기고 있고, 그것이 아니더라도 언젠가는 의지할 수밖에 없을 것이라고 막연하게 인식하고 있다는 것을. 어쩌면 마음속 더 깊은 곳에서는 사람의 온기를 그리워하고 있을지도 모른다.

앞에서 사례로 든 여성의 경우를 봐도, 딸을 격렬하게 공격하는 와중에 가끔씩 "힘들게 키워줬더니 너는 아무것도 해주지 않는구나" "날 버릴 생각이라면 내게도 생각이 있어"라며 보기에 따라서는 매달리는 듯한 태도로 불만을 읊어댔다.

공격성의 뒷면에 망상대상에 대한 의존욕구가 있다는 것을 증명하는 한 가지 사실이 있다. 도둑망상이 사라진 뒤 망상대상이었던 사람이 가장 의지가 되는 존재로 변하는 사례가 적지 않다는 사실이다. 앞의 사례에서도 그녀는 도둑망상이 사라진 뒤 딸의 면회를 언제나 은근히 기다리고 있었다. 퇴원 후 유료노인시설에 입소한 뒤로는 의존적이라고 할 정도로 무슨 일이 있을 때마다 딸에게 의지했다고 한다.

그들과 관계가 깊어지면 중요한 사실을 확실히 알게 된다. 자신의 마음속에 잠재되어 있는 의존심을 있는 그대로 표현할 수 없는 사람들이거나, 자기 마음속에 의존심이 있다는 것을 인정조차 하지 않으려는 성격이라는 것이다. 그러한 성격은 젊었을 때부터 가지고 있던 것이다. 그로 인해 주변 사람들은 환자의 망상 증상이 과거와 연속성이 있다고 느끼게 된다.

환자와 망상의 대상이 되는 사람(전형적인 예로 시어머니와 며느리) 사이에 발병 전부터 감정적인 응어리가 존재했고, 그것이 망상이 발병하면서 노골적으로 드러난 것일 뿐이다. 망상대상이 된 사람은 망상에 의해 궁지에 몰리고, 이와 동시에 모순되는 두 가지 감정이 표면화한 것에 당혹해한다. 이러한 감정을 만들어낸 가족 관계는 겉으로 드러나지는 않았지만, 때때로 표면화되기도 하면서 오랜 시간에 걸쳐 존재하고 있었을 것이다.

"옛날부터 우리 어머님은 사실은 마음이 약하면서 그걸 절대로 드러내지 않았어요. 특히 며느리인 제게는 언제나 강한 척 허세를 보이고 엄하게만 구셔서 정이 안 갔죠."

상담 중에 이렇게 설명해주는 사람도 있었다.

상실감과 공격성 사이에서

인간은 한 가지 감정이라면 어떻게든 억제할 수 있다. 그러나 완전히 상반되는 두 가지 감정을 갖고 있거나 상반되는 두 감정이 부딪혔을 때는 혼란스러워하며 당혹감을 느낀다. 예를 들어 이러한 감정이다.

'의지하고 싶지만 며느리에게 의지하는 건 체면이 안 선다.'
'고맙다고 말하고 싶지만 그런 건 상대방에게 항복하는 것 같아

싫다.'

'좀더 솔직하게 "부탁해"라고 말하면 뭐든지 해줄 수 있을 텐데.'

'공격만 하는 거라면 그런대로 참을 수 있겠지만 응석까지 부리니….'

마찬가지로 도둑망상을 가지고 있는 사람들도 두 가지 감정, 즉 상실감과 공격성 사이에서 흔들리고 있다. 그 때문에 그들은 꼼짝달싹 못하고 궁지로 몰린다.

여기서 말하는 공격성이란 망상대상에 대해 '무슨 짓을 하는 거야!' '지고는 못살지!'와 같은 감정을 가지는 것이다. 즉 피해자가 가해자에게 갖는 공격성이다. 만일을 위해 덧붙여 말해두지만, 이것은 어디까지나 마음의 문제이지 현실생활 속에서 누가 가해자인지를 묻는 것이 아니다.

한편 여기서 말하는 상실감이란 더할 나위 없이 소중한 것이나 의지할 곳을 잃어버리고 앞으로 어떻게 살아야 할지를 생각할 때 느껴지는 감정이다. 즉 참을 수 없는 불안과 외로움이 밀려오고 자기 몸의 일부가 떨어져나간 듯하며, 마음의 빈틈이 메워지지 않는 그런 감정을 나타낸다.

그런데 이러한 감정은 격렬한 공격성으로 표면화되기 때문에 우리한테는 잘 보이지 않는다. 그러나 앞에서 이미 설명한 바와 같이, 공격성을 노골적으로 드러낼 때조차 그들은 의지할 곳 없는 듯한 불안한 표정을 내비친다. 이러한 불안과 외로움이야말로 마음 저 깊은 곳에 숨겨져 있는 진짜 감정일 것이다. 그렇다면 이러한 감정을 만들어내는 것은 과연 무엇일까?

망상의 밑바닥에 있는 감정

도둑망상이 있는 사람들은 상실감과 공격성이라는 두 가지 마음을 가지고 있다. 여기에서는 일단 망상이라는 형태를 잠시 괄호에 넣고 생각하기로 하자. 그러면 이 두 가지 마음은 자신이 아주 소중하게 여기던 것을 도둑맞았을 때 누구나 느끼는 아주 당연한 감정이라고 할 수 있다. '의지하고 있던 것이 사라졌어, 어떡하지'라고 느끼는 불안과 외로움, 그리고 '무슨 짓이야, 용서 못해!'라고 느끼는 격심한 분노다. 망상이라고 해도 이러한 감정은 도둑맞았다는 데서 생긴 것이므로, 아주 알기 쉬운 구조를 하고 있다.

이러한 점은 정신분열병자의 망상과 상당한 차이를 보인다. 정신분열병자의 망상은 현실생활에서 직접 기인한다기보다 마음 깊은 곳에서 나타난다고 할 수 있다. 하지만 치매를 앓고 있는 사람들이 망상을 갖고 있는 경우는 망상 주제에서 아주 자연스럽게 감정이 발생한다.

따라서 정신의학에서는 망상 때문에 상실감과 공격성이 생기는 게 아니라 현실세계를 접하고 거기서 만들어진 상실감과 공격성 사이에서 고뇌하고 있다고 판단한다. 즉 그들의 망상은 현실생활에 기인하고 있는 것이다.

그러면 그들을 망상으로 몰아내는 근원은 어디에 있을까? 먼저 상실감의 유래부터 찾아보기로 하자. 상실감은 망상의 밑바닥에 있는 본질적인 감정이며, 공격성은 2차적으로 발생하는 감정이라고 볼 수 있기 때문이다.

늙어간다는 것

도둑망상을 갖고 있는 사람들은 노인들이다. 노년을 살고 있는 것이다. 너무나 당연한 말이라 굳이 말할 것까지도 없다고 생각된다. 그러나 고령자를 치료하거나 보살피는 일을 하는 사람들은 이 자명한 사실을 항상 염두에 두어야 한다. 대부분의 의료진이나 자원봉사자 또는 간병인들은 치료하거나 간병하는 사람보다 나이가 어리기 때문에 늙어가는 것의 무게를 실감하거나 이해하지 못하는 경우가 많다.

따라서 이처럼 자명한 사실을 가까이에 있는 사람들조차 잊어버리거나 의식하지 못한다. 그 결과 노인들이 감당할 수 없는 행동을 하도록 강요하거나, 노인들이 쉽게 이해할 수 없는 말을 해서 마음에 상처를 주게 된다. 중요한 것은 늙는다는 것 자체가 노년기에 나타나는 여러 가지 병의 원인이나 배경이 된다는 사실이다. 이 사실은 아무리 강조해도 지나치지 않다.

한편, 늙는다는 것은 상실을 거듭 체험하는 것이다. 노년기에는 사회와 가정에서 하던 역할을 상실하게 된다. 결국 다른 사람을 보살펴왔던 사람이 일방적으로 보살핌을 받는 입장이 되는 것이다. 심신이 쇠약해지고 병마가 찾아오며 죽음이 현실로 다가온다. 그리고 가까이 지내던 사람과 사별(또는 이별)하게 되어 정들었던 사람들과의 인간관계가 사라진다.

더욱이 이러한 상실은 젊었을 때와는 달리 되돌릴 수가 없다. 객관적으로 봐도 노인들을 덮친 병이나 장애는 대부분 회복이 어려우며 서서히 진행되는 경우가 많다. 이 때문에 노인들의 상실은 깊고 지속적이다. 상실이 거듭되면서 위기가 오고 때때로 혼란과 절망이 생긴다.

앞에서 소개한 사례에서는 남편이 죽을 것이라는 예감이 도둑망상보다 먼저 있었다. 남편이 죽자 그로 인해 과격하고 공격적인 언행을 동반하는 망상이 나타났다. 입원 후 그녀는 "이 나이가 돼서 정신병원에 입원을 하다니" "이 나이가 돼서 빈털터리로 쫓겨나다니"처럼 '이 나이가 돼서'라는 말을 자주 썼다.

하지만 그녀는 얼마 전까지만 해도 '할머니'라고 불리는 것조차 노골적으로 싫어하던 사람이었다. 실제로도 허리도 꼿꼿하고 얼굴도 그 나이로는 도저히 보이지 않았다. 그런 사람이 80살에 남편의 죽음을 예감하고는 자신이 늙었다는 사실과 마주보아야만 했다.

이러한 사례만 보더라도 늙는다는 현상은 단순히 신체의 노화나 상실이라는 말로는 다 표현할 수 없다는 것을 알 수 있다. 문제는 늙는다는 사실을 늙어가는 사람들이 어떻게 받아들이고 겪어내는가 하는 데 있다.

요시모토 다카아키(사상가이자 문예비평가, 소설가 요시모토 바나나의 아버지)는 사이토 모키치(1882~1952, 시인이며 정신과의사)의 단가를 논한 해설에서 다음과 같이 설명하고 있다.

"만약 '노화'가 생리적으로 찾아와 '죽음'에 이르기까지의 삶이 완만한 하향곡선을 그리는 것이라면, 거기에는 별다른 특별함도 개성도 없다. (…) 그러나 인간이 '늙는다는 것'은 그렇게 단순하지 않다. 거기에는 사람마다 너무나 다른 드라마가 펼쳐지기 때문이다. (…) 진정한 의미에서 '늙는다는 것'은 저마다 독특하고 은밀하게 연기하는 내면 드라마라고 할 수 있다."

그가 말하는 내면 드라마는 인간이 '늙는다는 것'에 대해 처음으로 자신의 고유한 심적 세계를 깨닫는 데서 시작된다. 그러고 나면 자신이 생리적으로 늙어간다는 사실에 대해 무리하게 싸움을 걸어보거나 일부러 눈을 감고 무관심한 척하기도 하고, 자연스럽게 받아들이는 척하다가 다시 반항하고, 포기했다가 또다시 거부하는 내면 드라마가 전개된다. 그렇다면 도둑망상을 가지고 있는 사람들의 '내면 드라마'는 어떤 형태일까?

그들의 불안에 다가간다면

도둑망상을 갖고 있는 사람들은 노년을 사는 데 그치는 것이 아니라 치매라는 삶도 살고 있다. 노년을 사는 사람들이 그보다 몇 배나 더 고통스러운 치매라는 병까지 안고 살아가야 하는 것이다. 치매를 살아간다는 것은 생활하는 데 필요한 여러 가지 힘을 잃어가는 것이다. 이것이 바로 치매노인들이 안고 있는 상실감의 가장 큰 원인이다.

여기서 한 가지 덧붙이고 싶은 것은 치매 그리고 늙는다는 것을 명사가 아니라 동사로 이해해야 한다는 점이다. 그러니까 치매가 진행되는 과정, 늙어가는 과정으로 이해해야 한다는 것이다.

'치매란 무엇인가' '늙는다는 것은 무엇인가'라는 질문을 하면 아무래도 획일적인 답이 돌아오게 마련이다. 지금까지 우리는 늙는다는 것과 치매를 객관적으로 논했다기보다 노년과 치매를 사는 사람들의 삶 자체를 과제로 생각해왔다.

여기서는 백발이 되고 허리가 휘고 틀니를 하고 병에 걸리고 성기능이 감퇴된다는 객관적인 사실보다, 이러한 현실을 늙어가는 사람들이 어떻게 받아들이는지를 생각하고자 한다. 같은 현실에 처해 있어도 현실을 받아들이는 방식은 사람마다 다르다. 여기서 노화의 개인차가 발생한다. 이것은 치매에 대해서도 마찬가지라고 할 수 있다.

이와 같은 관점에서 주변증상이 나타나는 과정을 생각할 때 치매의 정도도 물론 큰 요소이기는 하지만, 그 이상으로 치매의 진행 속도가 중요하다. 치매의 진행 역시 노화와 마찬가지로 완만한 하향곡선 형태는 아니다. 치매에 가속도가 붙는 시기에는 치매로 인해 발생하는 '내면 드라마'가 문자 그대로 극적으로 진행된다.

예전에는 치매 중에서도 특히 알츠하이머형 치매는 서서히 진행된다고 생각했다. 그러나 임상경과를 주의 깊게 지켜보면 〈그림 3-1〉처럼 가속도가 붙는 시기와 정체 시기(편평한 부분, 진행이 나타나지 않고 안정된 시기)가 있다는 것을 알 수 있다. 주변증상이 많이 관찰되는 때는 화살 표시가 되어 있는 시기, 즉 발병 시기와 치매 진행에 가속도가 붙는 시기다.

앞에서도 설명했듯이 치매가 발병해서 초기에 이르는 시기에는 정신증상이, 급속하게 진행돼서 초기에서 중기로 이행하는 시기에는 언행장애가, 중기에서 말기로 이행하는

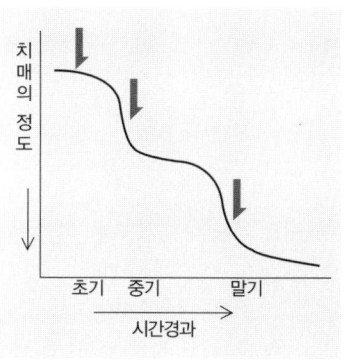

〈그림 3-1〉 주변증상이 일어나기 쉬운 시기
(↓로 나타냄)

시기에는 신체적인 문제가 빈번하게 발생한다. 한편 정체 시기에는 주변증상이 거의 보이지 않고 비교적 안정된 상태가 계속된다. 따라서 격렬한 주변증상이 진정되고 보니 치매가 갑자기 깊게 진행되어 있어 당황하는 경우도 적지 않다.

물론 주변증상이 나타나는 요인은 복잡해서 이처럼 자연스러운 과정이 나타나는 경우는 극히 일부라 할 수 있다. 그러나 대체로 정체기에는 자신의 몸에 맞는 삶의 방식을 찾는 것이 비교적 쉬운데 반해, 치매가 급격하게 진행될 때는 바로 얼마 전까지만 해도 잘 해내던 일이 불가능해진다. 이러한 현실을 받아들이고 새로운 상황에 대응해서 살아가는 것이 상당히 중요하다고 할 수 있다.

과도기를 겪을 때는 어떤 식으로든 항상 어려움이 생기게 마련이다. 따라서 가속도가 붙는 시기에는 마음이나 행동, 몸이 아주 불안정해지는 사람이 많다. 이 시기에 환자의 불안이나 초조함에 얼마나 가까이 다가가느냐에 따라 진행 속도가 줄어 정체기에 접어들 수도 있고, 속도가 떨어지지 않고 더 심각한 치매에 이를 수도 있다. 다시 말해 치료에 어려움을 겪는 시기에 어떻게 대응하느냐가 진행 속도에 영향을 주고 생활의 질을 규정하며, 때로는 수명까지 좌우한다.

큰 진동을 일으키는 몇 가지 라이프 이벤트

지금까지는 노년을 살고 치매를 사는 과정에서 발생하는 상실감에 대해 이야기했다. 물론 이러한 상실감은 이 단계에서는 아직 막연한 감정에 머물러 있다. 하지만 이 감정을 배경으로 생활 속에서 여러 가지 사건을 겪게 되고, 이것이 결정적인 방아쇠가 되어 위기가 발생한다. 이에 대해 좀더 구체적으로 살펴보자.

노부부가 배우자를 잃는다는 것

앞의 사례에서 주인공은 도둑망상이 발병하기에 앞서 남편의 건강이 악화되면서 남편의 죽음을 예감한다. 그 예감이 현실이 되었을 때 파국이 찾아왔다. 배우자의 죽음은 가장 많이 볼 수 있는 사건 중 하나다.

이것은 반드시 사이가 좋았던 부부에만 해당되는 얘기는 아니다. 평소에 늘 "그 인간이 죽으면 정말 속이 시원할 거야, 축하할 일이지!"라고 말하고 다니던 사람조차 실제로 배우자가 죽으면 위기에 빠지는 경우가 많다. 역시 노부부란 관계가 어떻든지 간에 서로가 서로의 일부가 되어 있는 것일까. 아니면 배우자의 죽음으로 남아 있는 사람의 역할이나 위치가 크게 바뀌기 때문에 이러한 위기가 찾아오는 것일까.

이것은 원해서가 아니라 어쩔 수 없이 따로 살아야 했던 부부의 경우도 마찬가지다.

사는 곳이 바뀐다는 것

사는 장소의 변화도 흔히 볼 수 있는 중대한 사건이다. 자기가 원해서 또는 여러 가지 사정상 어쩔 수 없이 이사를 하게 된 것이 계기가 된다. 예를 들어 혼자서 생활을 하게 됐거나 반대로 혼자서 생활하는 것이 힘들어져 가족과 동거를 시작한 것이 망상을 일으킨다. 노인복지시설에 입소해서 같은 방을 쓰는 사람이나 직원에 대해 망상이 출현하는 경우도 적지 않다.

　이런 사례가 있었다. O씨는 고베대지진(1995년에 일어난 전후 일본의 최대 재해)으로 정들었던 풍경과 집, 친구들을 잃고 자식들과 함께 살게 되었다. 그전까지는 혼자서 살고 있었다. 이미 그때부터 가벼운 치매증상이 나타났고 주거환경과 위생, 영양 상태도 지극히 나빠 보건소에서는 여러 차례 아들부부와 동거할 것을 권했다.

　그러나 O씨는 고베가 오랫동안 산 곳이라 익숙하고 친구들도 있는데다 아직 건강해서 혼자서 살 수 있는데 왜 먼 곳에 사는 아들 신세를 지냐고 계속 거절했다. 실제로도 이웃들과 항상 왕래하며 친밀하게 지냈고 별다른 문제도 일으키지 않았다.

　하지만 지진으로 집은 불타고 친구들은 죽거나 뿔뿔이 흩어지자 아들과 함께 사는 것 외에는 다른 방법이 없었다. 처음에는 의외로 즐겁게 지내서 "이럴 줄 알았으면 좀더 빨리 왔을 텐데"라고 말하고 다닐 정도였다. 하지만 한 달 정도가 지나자 도둑망상이 시작되어 "도둑이 있는 집에선 못살아! 돌아갈 거야!"라고 소리치며 가방을 메고 나가려고 했다. 가족들은 당황했다.

　이런 일은 주거지를 옮기는 경우에만 발생하는 것은 아니다. 자식들의 희망에도 불구하고 고집스럽게 동거를 거부했던 노인이 있었다. 하지만 장남이 먼 곳으로 이사를 가자 집들이에 다녀온 뒤 망상증상이 나타났다. 마음속으로는 언젠가 장남과 같이 살 것이라고 생각했던(이 말은 나중에 한 것이지만) 것이다. 그는 나중에 이 일에 대해 이렇게 회상했다.

"이제 아들과는 더 이상 같이 살 수 없다고 생각했습니다."

아들이 떨어져 사는 늙은 부모를 위해 외풍이 심한 방을 냉온방시설이 완비된 튼튼한 방으로 개축해준 뒤에 망상이 시작된 경우도 있다. 처음에는 득의양양하게 이웃에게 자랑을 하기도 했지만 얼마 안 있어 어딘지 모르게 지내기가 불편해 안정을 못하다가 도둑망상이 시작되었다.

시어머니와 며느리의 권력투쟁

가정 상황의 변화 역시 망상을 일으키는 계기가 될 수 있다. 이런 사례가 있다.

원래부터 오기가 있고 지기 싫어하는 성격이었던 K씨는 사장 부인으로서 오랫동안 '독불장군'처럼 지내왔다. 십수 년 전에 남편이 세상을 떠나자 얼마간 혼자서 생활하다가 시골에 살고 있는 아들 가족과 함께 지내게 되었다.

아들은 평범한 회사원이었지만, 며느리는 그 지방에서는 드문 여자 교장이었던 터라 상당한 유명인사였다. 또한 지방의회 의원직까지 맡아 근무가 끝난 뒤에도 밤늦게까지 뛰어다니는 등 에너지가 넘치고 인망도 두터웠다. 손자들은 이미 장성해서 독립했기 때문에 K씨와 아들 부부 세 사람이 생활했다.

K씨와 며느리는 서로를 존중해주며 원만하게 지냈다. 며느리가 바쁘기도 하고 K씨 스스로도 '며느리는 며느리'라는 태도를 취했기 때문에 부딪히는 일은 거의 없었다.

그런데 1년 전 며느리가 정년퇴직을 하면서 집에 있는 시간이 많아

지자 며느리를 대상으로 한 도둑망상이 나타났다. 며느리가 음식에 독을 넣었다는 망상도 나타나면서 격렬한 공격성을 보이게 되었다. 진찰을 받아보라고 해도 자신은 멀쩡하며 며느리만 태도를 바꾸면 된다고 거부했다. 그러다가 K씨가 신뢰하는 친구가 간곡히 권하자 마지못해 병원을 찾았다.

이 경우는 흔히 말하는 가정 내의 권력투쟁이라고 생각할 수 있다. 며느리가 퇴직한 후 그때까지 (좋은 의미의)소원했던 관계가 급격히 가까워지면서 무의식중에 시어머니와 며느리 사이의 주도권 경쟁이 시작된 것이다.

도둑망상은 싸우면 무조건 질 것이라고 예감한 쪽, 그러니까 약자의 호소나 반격이라고 볼 수 있다. K씨의 망상은 본인과 아들, 며느리 세 사람이 달라진 상황에 당황해하면서도 현실을 받아들이고 모든 것이 제자리를 잡아가자 사라졌다.

실수를 들키고 나서

치매와 관련되거나 일상생활에서 어쩌다 범한 실수가 망상의 계기가 되는 경우도 있다. 한 가지 사례를 살펴보자.

깨끗한 것을 좋아하고 꼼꼼한 성격이었던 B씨는 치매가 시작되던 무렵 처음으로 요실금 증상을 보였다. 아무도 모르게 처리할 생각으로 목욕탕에서 속옷을 빨고 있는데 며느리가 그 앞을 지나갔다. "제가 할게요, 이리 주세요"라며 목욕탕으로 들어온 며느리는 냄새로 사태를 파악하고는 "그럼 부탁드려요, 어머님"이라는 말을 남기고 허둥지둥 그 자리를 떠났다. 하지만 자신의 상태를 들켰다고 생각한 B씨는 그때부터 얼마 동안 도둑망상을 일으켰다. 나중에 B씨는 '그때부터 며느리의 태도가 변했다'고 말했는데, 아마도 변한 것은 며느리가 아니라 B씨의 감정이었을 것이다.

쇠약해지는 몸

건강이 나빠지는 것도 망상의 아주 큰 계기가 된다.

혼자 살고 있던 D씨는 어느 날 경미한 뇌경색을 일으켰다. 입원을 너무나 싫어해서 아들 집에 지내면서 외래치료를 받고 있었는데, 상태가 조금 좋아지자 아무 말도 없이 자신의 집으로 돌아가버렸다. 어쩔 수 없이 아들부부가 먼 거리를 오가면서 어머니를 보살피게 되었다. 그런데 얼마 후 며느리를 대상으로 한 도둑망상이 시작되었다. 며느리가 정성껏 장만해 온 도시락도 내동댕이치기 일쑤였다.

결국 영양실조에 가까운 상태가 되어 내가 근무하고 있는 시설에 입소하게 되었다. D씨에게 들은 사정은 다음과 같았다. D씨의 남편은 뇌경색으로 고생하다가 정신병원에서 사망했다. 그것도 좋은 치료나 보살핌은 거의 받지 못하고 비참한 최후를 맞았다고 한다.

뇌경색이라는 진단을 받자 치매 남편이 정신병원에서 사망했다는 '끔찍했던 과거의 기억'이 생생히 떠올랐다. 이번에는 그 일이 자신에게 일어날 수 있는 현실이 된 것이다.

D씨는 의사도, 병원도 싫어했다. 남편과 같은 길을 걷게 될까 두려워 몸 상태가 나빠도 병원에 가지 않았다. 하지만 D씨는 결국 뇌경색을

일으켰고 그로 인해 아들부부와 동거를 시작하게 되었다. 이 사실은 '끔찍한 과거'가 가까운 미래에 일어날 것이라는 것을 예고하는 것 같았다. 아들부부가 자신을 병원에 입원시키려는 것을 보고 그 과정이 이미 시작되고 있다고 생각했다.

D씨는 아무 말도 하지 않고 아들 집에서 도망쳐 나와 다시 혼자 지내기 시작했다. 이처럼 D씨는 자신을 둘러싼 현실을 거부하려고만 했다. 하지만 얼마 후 요리도 할 수 없게 되어 며느리가 준비해 온 식사에 의존해야만 하는 상황에 이르렀다. 망상은 이 시점부터 시작되었다.

D씨는 입소 당시에는 직원들을 상당히 애먹였지만 몇 주일이 지나자 완전히 익숙해져 누구보다도 활기차게 생활하게 되었다. 며느리는 "이렇게 온화한 어머님은 결혼하고 나서 처음 뵙는 것 같아요"라며 놀라워했다. 집 근처에 있는 노인시설에 입소하던 날은 D씨도, 배웅하는 다른 환자들도, 직원들도 모두 이별을 아쉬워하며 눈물을 흘렸다.

건강에는 누구보다 자신 있던 노인이 감기가 악화되어 입원했다가 퇴원을 했는데, 집에 오자마자 자신이 없는 동안 왜 자기 가구에 손을 댔냐고 며느리에게 화를 내는 경우도 있다. 며느리를 망상대상으로 한 격렬한 도둑망상이 시작된 것이다.

또한 새롭게 장만한 틀니나 돋보기가 자신에게 맞지 않는다고 계속 불평하다가 망상이 나타난 경우도 있다.

이처럼 아주 작은 흔들림이 큰 진동을 일으켜 전체에 영향을 미치는 일은 노년의 삶에서는 아주 흔한 일이다.

망상이 나타나기 쉬운 성격

지금까지는 노인들이 일상생활에서 겪게 되는 여러 가지 사건에 대해 이야기했다. 늙는다는 것, 그리고 치매를 앓는다는 것은 새로운 사태에 대처하는 힘이 쇠약해지는 것이다. 따라서 이러한 사건에 맞닥뜨린 이들은 위기에 빠질 수밖에 없다.

그러나 생각해보면 배우자와의 이별, 주거지의 변화, 신체적인 노쇠 같은 사건은 늙어가는 과정에서 누구나 겪게 되는 일이다. 그렇다면 이렇게 보편적인 일을 '도둑망상을 일으키는 결정적인 사건'이라고 결론지을 수 있을까?

물론 치매노인들과의 관계가 깊어지면 이러한 사건이 확실히 그들을 아주 불안정하게 만들었다고 생각하게 된다. 그러면 무엇이 이러한 사건을 깊은 상실감으로 이끌고 가는 것일까?

나는 그것이 바로 성격이라고 생각한다. 성격이라고 해서 병전성격학(病前性格學, 어떤 정신질환을 갖기 전의 성격을 연구하는 학문)에서처럼 삐뚤어진 성격에 대해 장황하게 늘어놓을 생각은 없다. 또한 여기에 한 가지 특정한 성격만 있다고 주장하는 것도 아니다. 치매로 인한 부자유, 치매를 살아가는 방식, 처한 상황, 이 세 가지가 얽히고설켜 있는 복잡한 실을 풂으로써 주변증상을 이해하고자 노력해온 입장에서 말한다면, 상황에 따라서는 누구든지 망상을 일으킬 수 있다.

하지만 도둑망상에도 역시 몇 가지 전형적인 성격이 있는 것 같다. 도둑망상이 나타나는 사람은 특정한 성격을 갖고 있으며 그런 삶을 살아온 사람이라고도 할 수 있다.

지금부터 이야기할 병전성격(病前性格)은 발병 전의 상황을 생각하는 것이기도 하다. 만약을 위해 덧붙이자면, 이 성격의 특징은 치매에 걸리기 쉬운 성격을 의미하는 것이 아니라 격렬한 주변증상을 많이 나타내는 사람의 성격적 특성이다.

파란만장한 인생을 잘 극복해온 사람들

몇 가지 전형적인 성격 중에서 비율이 가장 높고 형태가 뚜렷한 것은 꼼꼼하고 성실하며, 일을 열심히 하고 만사에 철저하며, 완고하고 지기 싫어하는 오기가 있는 성격이다. 다시 말하면 에너지가 넘치고 나이보다 젊게 산다는 말을 들어온 사람들이다. 이것은 정신의학적 성격학에서 '집착기질' 또는 '멜랑콜리 친화형 성격'이라고 부르는 것으로, 우울증에 빠지기 쉬운 성격유형이다.

이러한 유형에는 파란만장한 인생을 자신의 힘으로 극복해온 사람들이 많다. 때문에 자신의 인생에 긍지를 가지고 있는 사람들이 많다. 그런 만큼 그들에게는 특유의 완고함이 있다고 할 수 있다. 앞에서 전형적인 도둑망상의 사례로 소개한 주인공도 이런 성격으로 그러한 인생을 살아왔다.

내 식대로 말하자면 '남은 잘 보살펴주지만 남에게 보살핌을 받는 것은 서툰' 사람들이다. 남을 보살피는 것을 삶의 보람으로 여겨왔던 만큼 남에게 보살핌을 받는 입장이 되는 것은 삶의 보람을 잃어버리는 것을 의미한다. 자칫하면 굴욕이라고 생각하기 쉽다. 그런 사람들에게 있어서 이러한 사태는 너무나 받아들이기 힘든 일이다.

그런 사람을 돌보는 간병인이나 가족들은 도둑망상 발병 전과 후가 '완전히 똑같다'고 해도 좋을 만큼 바뀌지 않았다고 입을 모아 말한다. 보살피는 사람과 보살핌을 받는 사람의 관계가 나쁘지 않은 경우도 있는데, 이런 경우도 이야기를 자세히 들어보면 힘의 관계에서 언제나 하위였던 간병인 중에 어느 정도 불만을 갖고 있는 사람들이 적지 않다. 너무 엄한 시어머니였다든가 시어머니에게 괴롭힘을 당했다고 호소하는 며느리도 상당수 된다.

  어쨌든 망상을 갖고 있는 사람이 보살핌을 받는 데 거부감이 있다면, 간병하는 사람도 불편할 것이다.

  이러한 사람이 앞에서 설명한 인생의 중대한 사건을 만난다. 그 순간 앞으로의 인생은 '일방적으로 계속 보살핌을 받는 시간'이 된다. 그 과정에서 그 사람은 약자가 되고 보살펴줄 상대는 강자가 된다. 그들은 인간관계를 상하관계로 이해하는 경향이 있다. 그리고 그 상황을 '견딜 수 없다'고 생각한다. '하필이면 며느리의 지배를 받게 되다니'라고 느끼기 때문이다. 이러한 생각이 자신을 보살펴주는 상대에 대한 공격성으로 바뀌는 것은 순식간이다.

  고령자의 경우는 성격과 삶의 방식을 구분해서 생각하지 않는 편이 좋다. 따라서 여기서는 노인들의 현재 생활방식이나 걸어간 인생을 꼼꼼하게 살펴보면서 알게 되는 특징을 성품이나 성격이라는 말로 표현하고 있다.

자기중심적이고 제멋대로인 사람들

수는 적지만 전혀 다른 또 한 가지 전형적인 성격이 있다. 앞에서 설명한 전형적인 성격은 자신의 삶을 살기보다 자신에게 주어진 역할을 완수하는 것이 인생이라고 생각하는 타입이다. 말하자면 '역할에 맞춰서 살아온 사람'이라고 할 수 있다.

그러나 지금부터 설명할 사람들은 그와 정반대인 성격으로, 주변에서 기대하는 역할을 떠맡지 않고 인생을 살아온 사람들이다. 주변 사람들에게 괴짜, 별난 사람, 이기주의자, 자기중심적, 제멋대로 같은 말을 듣는 사람들이다.

이런 사례가 있었다.

79세, 여성. 알츠하이머형 치매.

T씨는 평생 독신으로 살았으며 젊었을 때부터 사람들과 교제하는 것이 서툴러 일가친척과 만나는 것도 항상 피해왔다. 친척이나 지인이 방문해도 차를 대접하거나 대화도 나누지 않고 '언제 돌아가나' 하는 듯한 표정을 하고 있다. 방문객은 서둘러 돌아간다. 두 번 다시 오고 싶지 않은 기분으로 말이다.

여러 직업을 전전한 후 중년이 되어서는 잡화점을 시작했다. 그러나 손님이 와도 거의 이야기를 하지 않았다. 그래도 얼마 동안은 어떻게 생활을 할 수 있었다고 한다. 하지만 지나치게 무뚝뚝하다 보니 손님도 뜸해져 결국 60세 중반에 가게 문을 닫고 생활보호대상자가 되었다. 이웃과 교제도 전혀 하지 않고 물건을 사러 갈 때 말고는 집을 나가는 일도 거의 없었다.

그러다가 76세 때 건강이 나빠져 단기간 입원을 하게 됐는데, 이삼일 후 아무 말도 없이 집으로 돌아가버렸다. 집 안을 난잡하게 어지르기 시작한 것은 그 무렵부터였다. 집세를 받으러 온 집주인이 주의를 줘도 전혀 귀를 기울이지 않았다. 강경하게 이야기하면 과격하게 반응했다. 그러다가 집세를 '벌써 지불했다'고 우기며 지불하지 않게 되었다. 얼마 후에는 같은 아파트에 사는 옆집 사람에게 '왜 들어왔냐' '돌려달라'며 호통을 치는 상황에까지 이르렀다. 처음에는 영문을 몰라 어리둥절해 하던 옆집 사람도 T씨가 도둑망상을 갖고 있다는 것을 서서히 알아차렸다.

보건소가 관여해 자원봉사자 파견 등을 제안했으나 T씨는 모조리 거부했다. 결국 상태가 악화되어 내가 근무하는 복지시설에 입소하게 되었다. 입소 당시 끝이 굽을 정도로 손톱이 자라 있었고 온몸에 때가 덕지덕지 낀 데다 악취까지 났다. 주변 사람들에게 공격적인 태도를 보였으며, 목욕이나 약을 복용하고 옷을 갈아입는 일을 도와주려고 하면 무조건 거부했다. 그러나 서서히 시설 생활에 익숙해져 몰라볼 정도로 표정이 온화해졌다. 도둑망상도 입소 후 더 이상 나타나지 않았다. 하지만 치매증상은 더욱 뚜렷해졌다.

두 달 후 그나마 유일하게 관계가 지속되고 있던 사촌이 면회를 왔다. 사촌은 "확실히 많은 기억을 잃기는 했지만, 이렇게 부드러운 표정을 짓는 모습은 지금까지 본 적이 없어요. 이 사람은 치매에 걸리고 나서 처음으로 인간다워졌군요"라며 탄식을 했다.

타인과의 거리가 무너지는 불편함

이런 사람들은 평생 동안 자발적으로 혼자가 되는 삶을 택했다. 그럼으로써 타인과의 거리를 고집스럽게 유지해왔다. 또한 현실적이며 세속적인 가치에 그다지 무게를 두지 않고 현실세계의 질서에 편입되는 것을 피해온 사람들이다.

이런 사람들이 위기에 빠지는 것은 무엇 때문일까? 이들이 망상을 일으키는 계기가 되는 것은 많은 경우 건강이 나빠져서 입원을 하거나 자신을 돌보기가 힘들어지는 상황이다. 이러한 상황 자체가 위기를 불러온다기보다, 그런 처지가 됨으로써 평생 동안 지켜온 타인과의 거리가 단축되는 데서 문제가 생긴다.

시설에 입소할 경우 입소 당시에는 집단에 잘 섞이지 못한다. 무엇보다 타인과 직접 접촉하게 되는 신체 수발은 강하게 거부한다. 내 식대로 말한다면 그들은 '남을 보살펴주는 것도, 남에게 보살핌을 받는 것도 서툰' 독특한 삶의 방식을 가진 사람들이다.

보살핌을 받는 입장이라는 것을 받아들이지 못한다는 점에서는 '역할에 맞춰서 살아온 사람들'과 마찬가지다. '역할에 맞춰서 살아온 사람들'은 사회 질서 속에서 자신이 열등한 위치에 놓여 있다는 것이 문제가 된다. 하지만 이러한 성격유형은 보살핌을 받는 입장이 되어 사회 질서에 편입되면서 그로 인해 평생 동안 유지해온 타인과의 거리가 붕괴될 것이라는 예감이 위기를 불러온다.

자연스러운 일로 받아들이면 쉬워진다

지금까지 이야기한 두 가지 성격의 공통점은 늙어가면서 치매를 앓고 있고, 다른 사람의 도움으로 살아가야 한다는 것을 제대로 받아들이지 못하는 사람들이라는 점이다. 그런데도 우리는 이러한 사태를 성격적인 특징만으로 파악하고 있다. 과연 이것이 옳은 방법일까?

우리는 치매노인을 바라볼 때 늙어간다는 사실을 배제하고 치매를 절망적인 병으로 인식하면서 두려워한다. 그리고 치매노인들에게 도움을 주는 것을 자연스럽게 여기지 않고 모든 것을 전문가에게 맡기려고 한다. 이것이 현재 우리 사회의 인식 수준이다.

망상이 치매를 살아가는 어려움의 표현이라고 한다면, 망상을 만들어내는 근원에는 늙는다는 것과 치매에 대한 사회의 의식이 자리 잡고 있을 것이다. 어쩌면 나이를 먹고 병을 얻는 것이 지극히 자연스러운 일로 받아들여지는 사회에서는 치매를 앓고 치매를 살아가는 것이 좀 더 쉬운 일일지도 모른다.

여성에게 많은 도둑망상

도둑망상은 희한하게도 여성에게 압도적으로 많다. 특히 일본에서 전문가에게 물어보면 누구든지 이 망상은 여성에게서 많이 나타난다고 대답할 것이다. 그러나 다른 나라에서도 반드시 그렇다고는 할 수 없다. 그렇다면 이러한 격차는 사회적, 문화적 배경의 차이 때문에 생긴다고 할 수 있다.

일반적으로 일본의 고령자 중에서 남성은 사회적 평가나 지위에 얽매이는 생활을, 여성은 구체적인 사물에 연연해하는 생활을 해온 사람들이 많다. 도둑망상이 여성에게 많은 것도 이해가 된다.

또한 오랫동안 치매와 관련되는 일을 해오면서 깨달은 것은 나이를 먹어도 에너지가 넘치고, 치매라는 난치병을 가지고 있으면서도 여전히 활기차게 살아가는 사람들이 대부분 여성이라는 사실이다. 이러한 에너지는 한편으로 망상을 낳고 문제가 되는 행동을 만들어내는 원천이기도 하다. 망상이나 문제행동을 일으키는 데는 에너지가 필요하기 때문이다.

그렇다면 여성들이 이토록 활기찰 수 있는 이유는 무엇일까? 어쩌면 여성이 생활인으로 살아왔고 치매에 걸렸어도 여전히 생활인으로 살아가고 있기 때문이 아닐까? 물론 도둑망상을 일으킨 사람 중에는 평생을 직업인으로 살아온 여성도 있다. 그럼에도 그들은 직업인이면서 동시에 생활인, 아니 오히려 본질적으로 생활인이었다. 생활인으로 그날그날을 살고 생활인으로 그때그때를 보낸다. 지극히 자연스럽게 어제가 오늘로 연결되고 오늘은 내일로 이어진다.

이와 같은 삶의 방식이나 생활 방식은 나이가 들거나 치매에 걸려도 크게 달라지지 않는다(물론 불편함은 늘어나겠지만). 따라서 에너지를 발산하는 기반은 사라지지 않는다. 나는 치매치료의 중요한 조건으로 풍요로운 생활을 제공하는 것이라고 생각하는데, 이러한 점 역시 여성이 쉽게 받아들이는 것 같다.

한편 생활은 물질세계이기도 하다. 어떤 구체적인 물질에서 벗어나서 생활하는 것은 불가능하기 때문이다. 이렇게 생각하면 생활인의 상실감과 공격성 사이의 갈등이 도둑망상으로 표출되는 것도 충분히 있을 수 있는 일이다. 이러한 생각이 맞는다면 현대의 젊은이들이 노인이 되었을 때는 도둑망상의 성별이 역전되거나 도둑망상이 거의 모습을 감출지도 모른다.

남성에게 많은 질투망상

한편 남성에게는 질투망상이 많이 나타난다는 견해가 있다. 그들은 아내가 바람을 피우고 있다고 비난하거나 공격적인 모습을 보이며, 아내가 자기 곁을 한순간이라도 떨어져 있으면 견디지 못한다. 다음의 사례를 살펴보자.

80세인 이 남성은 작은 목공소 사장으로 주택건축 등을 하청 받아 일해 왔다. 자식은 3명으로 모두 독립해서 지금은 아내와 둘이서 살고 있다. 원래부터 성미가 급하고 제멋대로인 데다 완고하고 잔소리도 심했다. 프로의식이 상당히 투철해 일에는 열심이었지만, 아내와 아이들이 하는 말은 전혀 듣지 않았다. 아이들도 아버지를 따르지 않았고 독립한 후에는 거의 집에 오지 않았다.

그러던 중 8년 전에 일하다가 쓰러져 뇌경색이라는 진단을 받았다. 얼마 동안 입원치료를 받은 후 오른쪽이 마비된 상태에서 퇴원을 했다. 그러나 퇴원 후 통원치료도 하지 않고 매일 집에서 텔레비전만 본 탓에 지팡이를 짚어야 간신히 걸을 수 있는 정도로만 회복되었다. 일할 의욕도 잃어버린 듯 모든 것을 남에게 맡기더니 결국 3년 전에 회사 문을 닫게 되었다.

　1년 전부터는 건망증이 심해지고 옛날 일과 최근의 일을 혼동하게 되었다. 그 무렵부터 아내를 늘 옆에 있게 하고 잠시라도 모습이 보이지 않으면 큰 소리로 불러댔다. 모든 일을 아내에게 맡겼다.

　그러다가 6개월 전부터는 아내에게 "남자가 있지? B건설의 그 남자가 틀림없어!" "내가 방해되겠군. 헤어져줄 테니까 이혼신고서 받아와!" 같은 말을 하기 시작했다. B건설은 얼마 전에 집수리를 부탁한 회사였다. 천장에서 비가 새 예전부터 알고 지내던 B건설에 아내가 부탁을 한 것이다. 그 이야기가 처음 나왔을 때 그는 거세게 반대하며 자신이 고치겠다고 고집을 부렸다. 하지만 될 리가 만무했고 결국 아내는 남편의 반대를 무릅쓰고 B건설에 수리를 부탁했다.

　시장에라도 다녀오면 "남자 만나고 왔지? 그렇지?" 하면서 지팡이를 휘둘러대는 등 공격적으로 변해갔다. 때문에 아내는 외출도 점점 삼가게 되었다. 낮에는 꾸벅꾸벅 조는 일이 많아 밤에는 잠도 자지 않고 아내를 괴롭혔다. 결국 아내는 더이상 견디지 못하고 친척들에게 부탁해 남편을 강제로 병원에 데리고 가 진찰을 받게 했다.

　아내는 그에게서 그만 벗어나고 싶어 했다. 부부로서의 정에 호소해 타협점을 찾으려 해도 "저는 남편과 오랫동안 '부부'로 지내온 것이 아닙니다. 남편에게 '고용된 사람'이었어요. 그 끝이 이렇다니, 이게 보상인가요? 아이들도 남편의 이야기는 듣지 말라고 하니 전 도망갈 겁니다"라고 해서 말도 붙여볼 수가 없었다.

　그래도 "병이라고는 해도 질투한다는 건 남편께서 부인을 여자로 보고 있다는 겁니다"라고 말해 봤지만, "저는 결혼한 뒤로 여자로 대접받아 본 적이 없어요"라고 매몰차게 대답했다. 놀라운 것은 질투망상이 출현하기 얼마 전부터 오랫동안 없었던 성생활을 남편이 요구했다는 것이다. 그녀는 "그것만은 죽어도 싫었어요"라며 얼굴을 찡그렸다.

다섯 달 후 그는 폐렴으로 내과에 입원하게 되었다. 어쩔 수 없이 아내가 옆에서 시중을 들게 되었는데, 이 일을 계기로 질투망상이 사라졌다. 물론 치매는 조금 더 진행되었다.

이러한 사례를 보면 질투망상은 사랑과 신뢰를 배반당했다는 느낌보다 '내 것'을 도둑맞았다는 인상이 강하다. 다시 말해 '믿음과 불신'을 둘러싼 갈등이 아니라 '소유와 상실'을 둘러싸고 전개되는 것처럼 보인다.

강자로 자처해왔던 사람이 약자가 된다. 게다가 그 현실을 도저히 받아들일 수 없다. 이러한 이유로 약자가 강자를 공격대상으로 선택하는 것이다. 이러한 심리상태는 여성의 도둑망상과 거의 차이가 없다.

아내에게 매달리는 남성의 심리

남성이 늙는다는 것 또는 남성이 치매를 살아간다는 것은 여성보다 훨씬 힘들고 초라한 경우가 많다. 배우자가 먼저 세상을 떠났을 때 남성의 수명은 여성에 비해 압도적으로 단축된다는 통계가 있다. 이것은 대부분의 남성이 생활인으로서는 낙제점이라는 것을 나타내는 것일까? 치료를 받을 때도 남성은 대체로 활기가 없다. 아무래도 남성이 살아가는 방식과 관련이 있는 듯하다.

대부분의 남성은 구체적인 사물이 아니라 사회적인 역할, 지위, 평가에 얽매이며 살아왔다. 이러한 습관은 나이를 먹어도 여전히 몸에 배어 있다. 그러나 나이 들면서 사회적인 역할이나 지위는 이미 자기 손에서 벗어나 있다. 현대의 가족제도에는 가장이라는 지위조차 남아 있지 않다.

결국 마지막 남은 보루는 가정 내에서 배우자와의 관계로 얻게 되는 지위다. 노골적인 표현이라 쓰기가 망설여지지만, 자신에게 남아 있는 것은 아내를 우월한 입장에서 소유함으로써 간신히 유지되는 가치뿐이라고 느끼는 사람들이 질투망상에 빠진다.

이런 식으로 살아온 남성이 아내에게 의존하지 않으면 안 될 상황에 처한다고 생각해보자. 그런 사람에게 의존이란 아내에 대한 지위를 상실하는 사태로 인식된다. 그 지위가 자신에게 남은 유일한 가치 기반이었던 남성은 이 사태로 인해 아내에게 모순되는 감정을 갖게 된다. '이제 나는 방해물에 불과한 것이 아닐까?' '내가 이러니 아내가 날 버릴지도 몰라' 하는 불안이 생기고, 이 불안 때문에 강박적으로 아내에게 매달린다.

하지만 이러한 행위는 오히려 아내를 질리게 하고 멀어지게 한다. 그 결과 상실에 대한 불안감은 한층 더 깊어진다. 이처럼 아내에 대한 지위를 잃은 남성이 가지는 상실감은 아내를 향한 공격성으로 표출된다. 공격성은 상실감의 이면이다. 이러한 모순된 감정은 순식간에 질투망상으로 발전할 수 있다.

집에서 간병할 때 생기는 문제

지금까지는 상실감과 공격성이 생기는 원인에 대해 이야기했다. 여기에 약간의 보충 설명을 해두고자 한다. 지금까지 설명한 공격성은 가정 내에서 가장 가까운 관계인 사람을 대상으로 했다. 과연 그 원인을 개인의 심리 상태에서만 찾아도 되는 것일까?

물론 미국이나 유럽에서도 치매망상 중 도둑망상의 비율이 높다고 지적하는 논문이 있다. 하지만 그 사람들은 물건을 도둑맞았다고 망상하고 방에 방어벽을 세워 그 안에 숨거나 때로는 방문하는 사람에게 칼이나 가위로 폭력을 휘두르는 유형이다. 일본처럼 자신을 돌봐주는 가까운 사람에게 공격성을 나타내는 예는 거의 눈에 띄지 않는다.

이처럼 나라나 지역에 따라 공격성이 다르게 나타난다는 사실은 심리 상태에 대한 설명과는 다른 시점에서 망상을 분석할 필요가 있음을 시사하고 있다. 여기에 힌트가 되는 것은 서구와 일본의 간병 상황이 다르다는 점일 것이다.

일본에서는 치매노인의 4분의 3이 자신의 집에서 생활하고 있으며, 환자를 돌보는 사람은 대부분 가족이다. 하지만 2000년부터 시작된 노인수발보험제도의 연장선상에서 간병의 사회화를 촉구하는 목소리가 커졌다. 간병을 가족의 손에만 맡기는 것이 아니라 사회 전체가 책임을 지자는 것이다. 물론 이것은 올바른 방향이라고 생각한다. 하지만 실질적으로는 아직 가족의 손에 의지하고 있는 부분이 크다. 노인수발보험제도도 가족이 떠안기 힘든 부분을 보충하는 정도에 지나지 않는다고 봐도 좋다.

'치매노인가족회'가 실시한 조사에 의하면 집에서 치매노인을 수발하는 사람의 80퍼센트 이상이 여성이며, '며느리'가 절반 정도로 가장 높은 비율을 차지한다. 수발하는 사람은 신체적으로나 정신적으로 큰 부담을 질 수밖에 없어 '수발(간병)'이란 '고통을 감수하는 희생'이라는 의식이 강하다.

이와 같은 일본의 상황은 세계적으로 볼 때 상당히 특이한 유형에 속한다. 예를 들어 65세 이상의 세대구성을 보면 2세대 이상의 가족이 동거하고 있는 비율이 아직 60퍼센트나 된다. 덴마크나 스웨덴은 10퍼센트도 되지 않고, 미국, 영국, 프랑스도 10퍼센트대다. 이런 나라에서는 65세 이상 인구가 대부분 부부끼리거나 혼자서 생활하며, 가족이 수발을 한다는 사회적 인식이 이미 존재하지 않는다. 따라서 서구사회에서는 가까운 관계에 있는 간병인(전형적으로는 며느리)을 망상대상으로 하려고 해도 같이 살지 않기 때문에 망상 자체가 불가능하다.

약자가 되어버린 사람의 반격

물론 일본의 고령자 세대구성을 다른 나라와 비교해 본 것은 단순히 망상대상이 되는 동거가족이 있나 없나를 이야기하기 위해서가 아니다. 이러한 변화 또는 차이점을 하나의 지표로 삼아 일본의 고령자 간병에 대한 의식에 변화가 일어나고 있고, 그로 인해 치매노인의 심리에도 큰 불안이 생긴다는 것을 설명하고 싶었다.

그러면 여러 신문사에서 실시한 고령자 간병에 대한 의식조사를 살펴보자. 먼저 '노후에는 자식들에게 의지할 것인가'라는 질문에 대해 '그렇다'고 대답한 사람의 비율은, 1950년에는 60퍼센트였으나 이후 서서히 감소해 1993년에는 16퍼센트까지 떨어졌다.

한편 '자식이 부모를 보살피는 것은 좋은 습관이며 자식의 의무'라고 대답한 사람은 1963년에는 75퍼센트였으나 1993년에는 48퍼센트였다. 아직 절반 정도는 그렇게 생각하고 있다는 말이기도 하다. 다만 그 중 28퍼센트는 이렇게 대답한 이유에 대해 '노인시설이나 제도가 제대로 되어 있지 않으니 어쩔 수 없다'는 답변을 했다.

요컨대 현대인의 간병에 대한 의식은, 노후를 자식에게 의존할 수 없지만 노부모를 돌보는 것은 어쩔 수 없다는 것이 평균적이라는 말이다. 좀더 엄밀히 말하면, 일본에서는 간병에 대한 생각이 세대 간 뚜렷한 차이를 보이고 있다고 할 수 있다. 현재의 고령자는 가족이 노인을 돌보는 것을 의무로 생각하는 세대지만, 그 자식 세대는 앞의 조사결과나 노인수발보험제도에서 나타난 것과 같이 노인을 돌보는 것은 사회화되어야 할 문제라고 생각하기 시작했다.

그러나 고령자도 이러한 사회의식의 변화를 어쩔 수 없이 느껴야 하는 시대가 되고 있다. 앞에서 이야기했듯이 자식들과 동거하고 있는 고령자의 비율은 서구사회와 비교하면 아직 높기는 하지만, 그럼에도 최근 30년 동안 혼자 또는 노부부로만 구성된 세대가 비율로는 거의 3배, 실제 수로는 10배 가까이 늘고 있다. 세대 형태가 서구형으로 변해 노인이 2세대, 3세대 가족에 둘러 싸여 여생을 보내는 풍경은 이미 급격히 사라지고 있는 추세다.

이러한 사실과 앞의 조사결과에 나타난 현대인의 간병에 대한 의식은, 동거가족이 있는 고령자의 의식에도 미묘한 그림자를 드리우고 있다. 그들의 부모 세대는 사회 관습에 따라 나이가 들어도 여전히 집안에서 대접받을 수 있다고 생각했지만, 그들은 이제 대부분 그렇게 느끼지 않는다. 가족이 자신을 돌봐야 한다고 요구하면서도 한편으로는 뭔가 떳떳하지 못하거나 면목 없다는 느낌을 지울 수가 없다. 고령자의 자살률이 일반적인 예상과는 달리 혼자 사는 쪽보다 동거가족이 있는 쪽이 높다는 것도 이와 무관하지 않을 것이다.

그들은 요구가 충분히 받아들여지지 않는 데 속상해하고 분노한다. 그래서 더더욱 요구 자체를 단념하지 못하면서도 한편으로는 양심의 가책까지 느낀다. 이러한 감정으로는 주변 사람들에게 몸을 맡기려 해도 온전히 맡길 수가 없다. 약자 입장에서는, 몸을 맡길 수밖에 없는 상황이 강자에게 농락당하는 것이라고 느낄 수 있다. 이러한 과정에서 약자가 자신의 권리를 찾고자 하는 욕구가 생기고 결국 약자로서의 반격, 즉 공격성이 필연적으로 발생하게 된다.

이처럼 고령자, 간병을 담당하는 사람, 사회의 의식 상태는 치매를 앓는 한 사람 한 사람의 심리 상태에 복합적으로 영향을 주고, 전체적인 틀과 방향성을 결정한다.

노인의 물건에는 인생이 가득 차 있다
이번에는 상실감에 대해 약간 보충설명을 해두고자 한다.
내가 상실감이라는 말로 설명하려는 것은 요컨대 익숙한 풍경, 익숙한 장소, 익숙한 관계, 익숙한 '나'를 잃어버리는 것이다. 영어 단어

'miss'가 갖는 상반된 두 가지 의미와도 관련이 있다.

'I miss you'라고 하면 너를 만나지 못해 쓸쓸하다, 네가 그립다, 보고 싶다는 의미다. 반면 'When did you miss your umbrella?'라고 하면 우산을 잃어버린 것을 언제 알아차렸나 하는 의미가 된다. 말하자면 '~가 없어 쓸쓸하다'라는 기분이 '~가 없어진 사실을 알아차리다'가 되기도 한다. 그래서 의지할 곳 없이 외로운 '마음'이 '물건'을 도둑맞았다는 도둑망상으로 표현되는 것이다.

반대로 말하면 노인에게 '물건'은 단순한 물건이 아니다. 이 책의 첫 번째 사례에서 등장한 가위도 마찬가지다. 아무 것도 사주지 않았던 남편이 젊었을 때 처음이자 마지막으로 사다준 분재용 가위는 그녀의 '보물'(이라고 그녀는 언제나 말했다고 한다)이자 자신과 남편을 연결해주는 연결고리가 되어 있었다.

그런데 그것이 없어졌다. 자신이 잃어버렸다고 판단할 수 없게 된 상태에서는, 이러한 사실이 남편을 잃고 외톨이가 되어 길거리를 방황하게 될 자신의 운명을 예견하고 있는 것처럼 느껴질지도 모른다. 그녀는 딸에게 "다른 건 어쨌든 그 가위만은 돌려줘"라고 집요하게 다그쳤다고 한다.

노인시설에 들어간 뒤로 도둑망상이 시작된 여성 P가 있었다. P는 몸이 약하고 경제적 능력이 없는 남편 대신 생계를 떠맡아 생선 행상으로 한평생을 보낸 사람이었다. 그러다가 치매증상이 나타나서 작은 화재까지 내게 되어 시설에 입소하게 되었다. 고생 고생해서 마련한 자기 집을 두고 말이다.

P에게 그 집은 단순한 집이 아니었다. 거기에는 P의 인생이 담겨 있었다. P는 그 집에 대해 자세히 설명해주었다.

아직 어둠이 채 가시지 않은 겨울 아침, 행상을 나가기 위해 곱은 손에 입김을 불어가며 행여 병약한 남편이 깰까 살며시 문을 열던 집이었다. 몸이 아파 점심 전까지 누워 있다가, 아무래도 마음이 편치 않아 이글거리는 한여름 도로 위로 손수레를 끌고 나가던 집이었다. 남편의 마지막 병수발을 들었던 집이고, 그 후 '일란성 모녀'라는 말을 들을 정도로 서로 의지했던 딸과 함께 지낸 집이었다.

P는 노인시설로 가던 날 몇 번이나 뒤돌아보며 눈물을 흘렸다고 했다. 딸의 말로는 노인시설 입소가 결정된 뒤로는 어두운 표정으로 입을 꾹 다문 채 마치 집을 어루만지듯 정성껏 청소를 했다고 한다. 원래도 깨끗한 것을 좋아했지만 그 전보다 더 깨끗이 집을 쓸고 닦았다. 그럼에도 불구하고 P는 노인시설에 입소한 뒤로는 주변 정리조차 할 수 없게 되었다.

노인의 물건에는 인생이 가득 차 있다.

생각지도 못한 깊은 불안

치매를 앓는 사람들은 어떤 시간을 살아가고 있을까? 사람들은 그들이 기억장애 때문에 마치 단편적인 현재를 살고 있다고 생각한다. 치매가 진행되면 그 당시만이 문제가 되기 때문에 과거도 미래도 없는 '순간인'으로 살아간다고 말하는 사람들도 있다.

물론 어느 면에서는 이러한 생각이 틀린 것은 아니다. 그러나 지금까지 이야기한 바와 같이 치매 초기에는 미래에 대한 불안을 느끼고 두려워한다.

자신의 힘으로 여러 고난을 극복해 왔던 생활을 더이상 하기 어렵고, 다른 사람에게 보살핌을 받아야 한다는, 받아들이기 힘든 현실이 아주 가까이 다가오고 있다. 생각지도 못한 미래인 만큼 더 깊은 불안을 느끼며 두려워한다.

도둑망상은 바로 이러한 불안과 공포의 상징적인 표현이다.

중기_과거에 대한 집착

집을 나가기 시작하다

치매의 정도가 심해지는 중기가 되면, 장소를 인지하지 못해 생기는 행동장애가 눈에 띄게 나타난다. 그중에서 가장 많이 나타나는 행동장애가 바로 배회행동이다. 조사에 의하면 집에서 생활하는 치매노인의 약 20퍼센트 정도가 배회행동을 보이거나 외출 시 미아가 된다고 한다. 따라서 여기서는 치매 중기의 대표적인 주변증상으로 배회행동을 다루기로 한다.

다른 증상도 그러하지만 배회 역시 여러 가지 양상으로 나타난다. 어떠한 배회행동도 간병하는 입장에서는 대응하기가 힘들다. 집을 나가서 미아가 되거나 예상치 못한 사태를 일으키는 경우가 많기 때문이다. 밤새 행방불명이 되어 여기저기 찾아다녔더니 한참 멀리 떨어진 대나무숲 속에 쓰러져 있는 경우도 있다. 한밤중에 자꾸 집을 나가려고 해서 자신과 치매노인의 몸을 끈으로 묶는 가족도 있을 정도다.

> 한밤중에 갑자기 끈이 당겨진다
> 할아버지의 허리에 동여맨 끈이
> 할머니의 손목을 잡아당겼다
> 순식간에 할아버지는 밖으로 나가고
> 할머니는 거기에 끌려 비틀거리며 따라간다
> 하나의 붉은 끈으로 단단히 이어져
> 어두운 밤길을 소리도 없이 남자와 여자가 걸어간다
> _아마노 다다시 〈만년(萬年)〉에서

무엇에나 원인이 있다

몸이 안 좋아 병원에 가서 '열이 있다'고 했더니 의사는 생각도 하지 않고 해열제를 처방한다. '기침이 난다'고 하니 기침 멎는 약을 추가하고, '몸이 나른하다'고 했더니 주사를 지시한다. 그러고는 진료가 끝났다고 나가라고 하면 누구라도 "돌팔이 의사!"라고 욕을 하고 싶을 것이다.

증상을 보고 그 이면에 있는 원인을 밝혀낸 다음 거기에 맞는 치료를 생각하는 것이 의학적 사고방식의 기본인데, 이 의사는 기본을 소홀히 했기 때문이다.

치매를 갖고 있는 사람의 행동장애나 정신증상도 마찬가지다. 그 근원에 있는 병의 상태를 명확히 하고 그것이 어떻게 만들어졌는지를 생각해서 대응책을 세워야 한다. 그런 고민 없이 과거에 한두 번 경험한 것을 일반화시켜 적용하거나 무턱대고 수면제나 향정신제를 투여하는 행위는 돌팔이 의사와 마찬가지라 할 수 있다.

여러 가지 배회행동

막연한 현상에 하나의 이름이 붙여지면, 원래 그 현상이 포함하고 있던 여러 가지 차이가 무시되고 동일한 현상으로 여겨지기 십상이다. 배회행동도 마찬가지다.

얼핏 보면 헤매고 다니는 것처럼 보이는 행동에 배회라는 이름을 붙이면 그런 행동이 전부 같은 원인과 과정으로 일어난다고 착각하게 된다. 환자가 배회하면 어떻게 대응해야 하는가 하는 질문에, 억지로 막거나 행동을 제한하지 말고 안전을 확보한 뒤 집단에 돌아가도록 유도하라고 답변들을 한다. 물론 틀린 말은 아니다. 하지만 질문자는 그 정도의 상식적인 대응은 이미 다 해본 뒤에 질문을 했을 것이므로, 이러한 답변은 아무 의미가 없다.

사실 배회행동에 어떻게 대응해야 하는지 묻는 것은 그다지 좋은 질문이 아니다. 이 질문에는 답을 줄 수가 없다. 배회행동은 한 가지 현상이 아니기 때문이다. 배회의 원인이 되는 병의 상태도 다르고 배회하기까지의 과정도 다르며 심리상태도 다르다. 따라서 이러한 차이를 파악한 뒤에 대응책을 생각해야 한다.

여기서는 배회행동을 ① 배회가 아닌 배회, ② 반응성 배회, ③ 섬망(譫妄)에 의한 배회, ④ 뇌인성(腦因性) 배회, ⑤ '돌아간다' '간다'에 기인한 배회로 나누어 생각하기로 한다.

길을 잃는 게 문제

조금 이상한 이름이기는 하지만 '배회가 아닌 배회'란, 외출을 하면 길을 잃어버리기 때문에 밖에 나가거나 입원 중에 병실에서 나오는 것만으로 배회라고 불리는 경우다.

이 행동 자체는 무슨 이상이라고 불릴 만한 것은 아니지만, 일상생활에서는 주변을 꽤나 곤혹스럽게 한다. 이처럼 주변을 곤란하게 하는 행동은 이상행동이나 문제행동이라고 불리는 경우가 많다. 이것은 행동의 문제이면서 동시에 그 행동이 나타나는 장소를 어떻게 받아들이는가 하는 문제로도 볼 수 있다. 따라서 어떤 시설에서는 엄청난 문제인 것이 다른 시설에서는 전혀 문제가 되지 않기도 한다.

배회도 마찬가지다. 배회는 시설에서도 큰 문제가 되기도 한다. 그러나 우리 시설에서는 거의 문제가 되지 않았다. 물론 다른 사람의 방에 들어가서 그 사람의 물건을 만지거나 하는 행동으로 문제가 발생하면 즉시 뛰어가서 중재해야 하는 경우도 있다. 그러나 더 이상 문제가 확대되지는 않는다.

그리고 배회하는 사람과 함께 행동하면서 자연스럽게 어떤 활동으로 유도하거나 식사나 목욕을 권하는 등 세심한 주의를 기울인다. 심각한 배회행동을 보이는 사람은 하루 종일 배회하면서 시간을 보내므로 생활의 풍요로움이나 인생의 즐거움을 체험하지 못하는 경우가 많기 때문이다.

집에서 생활하는 경우도 마찬가지다. 가족 입장에서는 이웃과의 관계가 돈독해 길을 잃고 헤매면 누군가가 돌봐주고 집에 연락을 해주는 환경에서 사는 것과, 혼자 돌아다녀도 누구 하나 신경 써주는 사람이 없는 환경에서 사는 것은 전혀 다르다. 집 앞에 도로가 나 있어 교통사고가 날 위험이 있는 경우도 어려움이 많다.

물론 이웃환경이 좋더라도 외출 후 집으로 돌아오지 못하는 경우가 있을 것이다. 이를 대비해 특수한 열쇠를 장치하거나 입구에 센서를 설치할 수도 있으며, 이름표를 달아주는 것도 좋다. 지역 전체가 미아 대응을 위한 시스템을 구축한 곳도 있다.

사실 배회라는 것은 옆에 누군가가 붙어 있으면 별 문제가 아니다. 그 외에 진정한 의미로서의 대응책은 없다. 따라서 새삼스럽게 배회행동이라고 부르며 대응책을 검토할 필요는 없는 문제라고 할 수도 있다.

머릿속에 지도가 없어서

반응성 배회는 익숙하지 않은 장소에서 생기는 방향감각장애로 인해 불안하고 굳은 표정으로 빠르게 돌아다니는 행동이다. 병원에 입원하거나 시설에 입소할 때 발생하는 경우가 많다.

방향감각장애는 현재 자신이 있는 장소가 '머릿속의 지도'로 만들어져 있지 않기 때문에 일어난다고 보고 있다. 우리 머릿속에는 일상적으로 생활하는 장소에 대해서는 대략적인 약도가 그려져 있다. 예를 들어 한밤중에 집에서 화장실에 갈 때는 잠에 취해 눈을 반쯤 감고 있어도 부딪히지 않고 도착할 수 있다. '머릿속의 지도'가 만들어져 있기 때문이다.

하지만 '머릿속의 지도'가 아직 만들어져 있지 않은 동안은 배회하면서 머릿속에 지도를 만들려고 한다. 예전에 근무했던 병원이 거의 전면개축을 한 적이 있는데, 얼마 동안은 모든 직원이 사방을 두리번거리며 배회를 했다. 얼마 후 일일이 생각하지 않아도 목적지에 도착할 정도로 '머릿속의 지도'가 완성됐을 때 직원들의 배회도 사라졌다.

이렇게 생각하면 새로운 이용자가 새로운 환경의 중요한 포인트(자신의 방, 화장실 위치, 직원들이 있는 서비스 스테이션까지 가는 길 등)를 기억하지 못하는 동안은 배회하기 쉽다고 할 수 있다. 반대로 말하면 중요한 포인트를 기억하면 배회는 즉시 줄어들 것이다. 따라서 이를 위한 아이디어가 필요하다.

내가 근무하는 시설에서는 직원들이 있는 서비스 스테이션이 사방으로 완전히 개방되어 있어서 어디에서도 그곳이 잘 보인다. 그리고 방에서 나와 조금만 걸어 나오면 누구든지 아주 자연스럽게 다목적 공간에 도착할 수 있도록 되어 있다.

또한 안에 직원이 있을 때는 서비스 스테이션의 문이 열려 있기 때문에 입소자가 자유롭게 드나들 수도 있다. 따라서 점심시간이나 야근시간대에 입소자와 직원들이 함께 차를 마시며 이야기하는 광경을 일상적으로 볼 수 있다. 이러한 구조가 입소자의 불안을 완화시키는 것으로 본다.

시설 중에서도 그룹 홈(4, 5명의 노인이 사회복지사와 함께 한 가정을 이뤄 생활하는 것)처럼 인원수도 적고 시설 규모도 아담해서 '머릿속의 지도'를 만들기 쉬운 환경에서는 이러한 종류의 배회가 잘 나타나지 않는다. 시설의 규모나 치매환자의 주거환경을 생각하는 것은 앞으로의 큰 과제라 할 수 있다.

불안을 잠재우는 작은 배려

　모든 배회의 배경에는 불안이 자리 잡고 있지만, 반응성 배회에서는 특히 강하다. 이 불안은 자신이 생활하게 된 새로운 장소나 관계에 아직 익숙하지 않기 때문에 생긴다. 따라서 새로운 장소가 익숙한 장소가 되고, 직원이나 같은 곳에 사는 사람들과 친해지면 배회는 사라진다. 이를 위해서는 새롭게 입소하는 사람에게 각별히 신경을 써서 치밀하게 대응해야 한다.

　내가 근무하는 시설에서는 입소 전에 입소자의 증상, 치매 발병 이후의 경과, 할 수 있는 일·할 수 없는 일, 좋아하는 것, 생활패턴, 생활사, 성격, 가족이나 이웃과의 관계 등을 포함한 상세한 정보가 스태프에게 전달된다. 그러면 이것을 기준으로 입소자가 어떠한 마음으로 입소하는지를 생각하고 현실을 어떻게 받아들이는지에 대해 미리 이야기를 나눈다.

　아침조회 시간에는 모든 스태프가 모인다. 의사, 간호사, 케어스태프, 물리치료사, 작업치료사(장애가 있는 사람에게 적당한 육체적 작업을 하도록 함으로써 개선을 꾀하는 치료를 하는 사람), 영양사, 상담원, 재택간병지원센터의 스태프, 데이케어 이용자가 입소할 때는 데이케어 스태프, 때로는 사무직원까지 함께 자리한다. 이 자리에서 정보나 협의 결과가 전달되고 다시 작은 회의가 열린다.

　또한 되도록 입소 전에 가족과 함께 시설을 방문하도록 한다. 설사 입소했을 때 이것을 완전히 잊어버렸다 해도 이러한 배려에는 의미가 있다. 적어도 스태프가 전혀 모르는 사람이 들어왔다는 반응을 보이는 일은 없기 때문이다.

이러한 대응으로 입원·입소 반응을 최저한으로 억제할 수 있다. 입원·입소 반응이란 입원이나 입소 직후에 발생하는 종잡을 수 없는 행동, 치매증상의 악화, 원인불명의 발열 등 심리적·신체적 반응을 말하는데, 이로 인해 생명이 위험해질 수도 있다.

집에서도 불안한 표정으로 배회하고 다니는 시기가 있다. 이 시기는 대부분 집에 있어도 화장실의 위치를 몰라 헤매고 다니는 시기와 일치한다. 원인은 아마도 '머릿속의 지도'가 사라졌기 때문일 것이다. 아니면 가정 내의 인간관계가 원인일 수도 있다. 가족들과의 관계에 어떤 문제가 생기면 그 즉시 배회가 시작되는 경우도 있기 때문이다. 이처럼 치매를 앓는 사람의 마음은 행동으로 표현되는 경우가 많다.

약물을 의심해야 하는 경우

섬망은 의식장애의 일종이다. 의식장애치고는 비교적 가볍지만, 환상을 보거나 정서가 불안정해져서 울다가 갑자기 화를 내기도 하는 복잡한 의식장애다. 잠이 덜 깬 상태와 상당히 비슷하다.

여는 글에서 인용한 사이토 후미의 시에서 '보이지 않는 것'을 향해 '귀신의 말'을 하던 어머니도 아마 섬망 상태였을 것으로 생각된다. 그리고 하루토의 아내가 한밤중에 이불을 잡아당기거나 둥글게 마는 행동을 하던 밑바닥에도 섬망이 있었을 것이다.

이러한 섬망에 의해 배회를 하는 경우도 있다. 예를 들어 빠른 걸음으로 걸어 다니거나, 침대 위에서 불안한 표정으로 주변을 두리번거리다가 뭔가를 찾는 듯 천천히 걷기 시작하기도 한다. 이럴 때 자세히 보면 평소와 달리 눈을 희번덕거리거나 눈의 초점이 맞지 않는다.

옷장에서 아무 이유 없이 옷을 꺼냈다가 다시 넣거나, 옷을 몇 번이나 다시 개고 때로는 찢어버리기도 한다. 그만두게 하면 폭력적으로 되거나 물건을 부수는 경우도 있다.

섬망은 의식장애의 일종이므로 방을 밝게 하는 편이 좋다. 그래야 깨어나기 쉽다. 그리고 환상이 보인다고 할 때는 보인다고 주장하는 상(像)을 응시하라고 한다. 그러면 "앗, 사라졌다!"고 놀라는 경우가 많다. 몽롱한 의식상태가 환상을 낳고, 주의를 집중해서 응시하면 의식레벨이 상승해서 환상이 사라지는 것이다.

안심할 수 있는 사람이 옆에서 손을 잡고 "괜찮아요, 내가 옆에 있잖아요"라고 말하면서 같이 자주면, 그것만으로 안심하고 잠이 드는 경우도 있다. 요는 확실히 눈을 뜨게 하든지 아니면 안심하고 잠이 들게 하든지 어느 한쪽으로 방향을 정해서 도움을 주는 것이다.

섬망은 뇌가 급격히 장애를 입었을 때 나타나는 증상이다. 따라서 그 원인을 찾아 의학적인 대응을 해야만 한다. 섬망의 원인으로는 뇌경색 등의 일차성 뇌장애와 탈수, 감염증, 빈혈 등이 있다. 약물이 원인인 섬망은 약물을 중지하지 않는 한 사라지지 않는다. 섬망은 우선 투여하는 약물을 의심하는 것이 철칙이다.

하루의 생활리듬이 불규칙해서 섬망이 일어나는 경우도 있다. 집에서 생활하던 치매노인이 섬망이 발생해 입소했더니 어떤 치료도 받지 않았는데도 섬망이 사라지는 경우가 있다. 집에서는 늘 누워 있거나 앉아서 조는 일이 많아 밤에 잠을 자지 못하고 그로 인해 섬망이 나타나는 것으로 생각된다. 하루를 기준으로 각성이나 수면리듬이 제대로 지켜지지 않아서 낮 동안에 꿈을 꾸는 듯한 반각성 상태가 나타난다고 생각할 수 있다.

입원이나 입소 후에도 낮 동안에 제대로 깨어 있지 않거나 마음을 열고 활기차게 생활하지 않는 경우에는 집에서 불규칙하게 생활할 때와 같은 일이 일어난다. 일반적으로 한밤중에 발생하는 문제행동을 한밤중에 대처하는 것은 너무 늦다. 낮 동안에 할 수 있는 대응을 생각해야 한다.

몽롱한 의식 상태

뇌인성(腦因性) 배회라는 이름은 그다지 적절하지 않다고 생각되지만, 다르게 표현할 방법이 없으므로 일단 이렇게 부르기로 한다. 뇌장애가 직접적인 원인이 되어 나타나는 배회라고 이해하면 될 것이다.

알츠하이머병과 같은 치매에는 침착하지 못하고 움직임이 많아지며 그에 따라 충동적인 행동이 심해지는 시기가 있다. 뇌인성 배회는 이 시기에 나타난다. 구체적으로는 굳은 표정으로 시선은 조금 아래쪽을 향하고, 언제나 같은 궤적을 그리면서 앞에 사람이 서 있어도 밀어제치고 빠른 걸음으로 걸어간다.

뇌인성이라는 익숙하지 않은 말을 사용한 것은 이러한 종류의 배회가 치료하기 어렵기 때문이다. 하지만 옆에 붙어서 함께 걷다보면 걷는 속도가 떨어지고 일시적이기는 해도 집단 활동으로 유도할 수 있는 경우도 있다. 적어도 불의의 사태를 피할 수는 있는 것이다.

돌아가고 싶은 심리

치매가 중기에 접어들 때쯤이면 "집으로 돌아가겠습니다"라든지 "지금부터 ~에 갈 거야"라고 말하면서 집을 나서는 행동을 하는 경우가 있다. 여기서는 이러한 배회행동에 대해 조금 상세하게 설명하고자 한다. 이 행동에서 치매 중기를 살아가는 사람들의 특징적인 심리상태를 엿볼 수 있기 때문이다.

입원이나 입소 중인 사람이 밖으로 나가려는 것을 저지하면 격렬하게 반발하면서 가족들에게 외박이나 퇴원, 퇴소를 요구하기도 한다. 하지만 외박을 하거나 집에 돌아간다고 해서 해결이 나는 경우는 거의 없다.

이러한 행동은 집에서 생활하는 사람에게도 나타난다. 저녁이 되면 불안한 행동을 보이면서 큰 수건에 소지품 같은 것을 챙겨 "이제 집으로 돌아가겠습니다"라고 말한다. 이럴 때는 아무리 여기가 집이라고 설명해도 납득하지 않는다. 그러다 정말 집을 나가면 길을 잃고 미아가 되거나 사고를 당할 수도 있기 때문에 가족들은 곤혹스럽다.

저녁증후군

이러한 행동은 저녁증후군이라고 불리기도 하는데, 해가 질 무렵에 행동이 흐트러지는 것으로 봐서는 아무래도 생체리듬과 관계가 있는 것 같다. 따라서 겨울에는 이른 시간대, 여름에는 늦은 시간대에 나타난다. 아주 가벼운 의식장애를 동반하며, 이 때문에 방향감각장애가 한층 더 심해져서 그 결과 '돌아간다' '간다' 같은 말을 하게 된다. 하지만 이것만으로는 그들의 마음을 읽을 수 없다.

한편 여성이 '돌아간다'고 말하는 경우가 많은데, '돌아간다'는 말 앞에 붙는 말은 대부분 고향이나 오랜 세월 정든 집이다. 반면에 남성은 '간다'라고 말하는 경우가 많은데, '간다'는 말 앞에 붙는 말은 반드시 예전의 직장이다.

'호다카로 돌아간다'고 하루에도 몇 번씩 말을 꺼내던 부인이 있었다. 결국 짜증이 난 남편이 "이젠 나와 사는 것이 싫어진 거야!"라며 화를 내자 부인은 "오랫동안 신세를 졌습니다만, 이제 그만 돌아가겠어요"라고 대답해 남편을 황당하게 만들었다. 이런 상황에서 남편의 의뢰로 잠시 동안 부인을 맡은 적이 있었다. 그때 호다카가 부인의 고향이라는 것을 알게 되었다.

부인은 입소 중에도 '호다카로 돌아간다'는 말을 했다. 정신없이 바빴던 나는 무심코 "호다카는 멀어요. 기차표도 사야 되니까 내일 떠납시다"라는 말로 얼버무리려고 했다. 그러나 부인은 이렇게 말했다.

"아니에요. 호다카는 저 앞에 있는 모퉁이를 돌면 있어요."

이처럼 돌아가거나 가야 할 장소가 아주 가까이에 있다고 주장하는 경우가 많다.

책에는 이럴 때 옆에서 함께 걷다가 피곤할 때쯤 "이제 그만 돌아가요"라고 말하면 발길을 돌린다고 나와 있다. 하지만 다리가 튼튼하거나 걷기가 특기인 사람도 많아 옆에 있는 보호자가 먼저 지치기도 한다. 여름에 함께 나갔다가 일사병으로 쓰러진 보호자도 있었다.

일에는 절차가 있는 법이다. 한때 산행을 즐겨했던 나는 부인과 함께 걸으며 "호다카는 정말 좋은 곳이죠. 산도 보이고요"라고 말을 건넸다.

"어머, 잘 아시네요. 눈이 녹으면 그 형상이 꼭 스님의 모습이 되지요."

"맞아요. 남녀가 사이좋게 어깨를 맞대고 있는 수호신도 여기저기 세워져 있더군요."

"아, 그건 논의 신이에요. 여자들이 자식을 점지해달라고 기도하기도 하죠."

"봄이 되면 꽃이 지천에 펴서 아주 보기가 좋더군요."

이런 이야기가 오고 가면 어렸을 때의 일들을 하나둘씩 꺼내기 시작한다. 지금까지 들어본 적이 없는 이야기, 남편도 모를 첫사랑 이야기까지 등장한다. 걸음걸이도 처음과는 다르게 조급함이 없어져 산책하듯이 느긋해진다. 한 시간쯤 지나자 부인은 "선생님도 피곤하실 테니 그만 돌아갈까요? 내일 또 나오면 되니까요"라며 발길을 돌렸다.

시간을 건너뛸 수 없다

그들은 '지금 여기'에서 생활하는 것을 왠지 불편하다고 느끼고, 마음 편히 생활하고 자랑스럽게 살았던 시대로 되돌아가고 싶어 한다.

시간을 건너뛸 수 없는 우리는 현재를 살아가다가 앞길이 막히면 때때로 상상 속에서 과거로 여행을 떠난다. 상상 속에서라면 시간을 거슬러 올라갈 수 있다. '젊었을 때는 좋았지' '한 번 더 그때로 되돌아간다면…'이라고 탄식하면서 짧은 시간이나마 과거로 여행을 떠나는 것이다.

하지만 치매라는 병은 상상의 세계를 앗아간다. 더 정확하게 표현하자면 치매는 상상의 세계와 현실세계 사이를 왕래하지 못하게 한다. 이로 인해 상상의 세계가 현실의 세계로 바뀌고, 과거로의 상상여행이 현실세계의 배회가 된다.

상상의 세계에서는 순식간에 과거로 여행을 떠날 수 있다. 문득 옛날의 자신을 떠올리고 잠시 과거로 돌아가는 것도 순식간이며, '그래도 힘을 내야지'라며 정신을 차리고 현재로 돌아오는 것도 순식간이다. 아마도 치매를 앓는 이들이 갈 곳 역시 순식간에 갈 수 있는 '바로 저기'일 것이다.

그들이 '돌아간다' '간다'면서 밖으로 나가면 옆에서 함께 걸으며 그들이 말하는 옛날이야기에 관심을 가져보자. 그때 그들은 과거를 다시 한 번 더 사는 것이다. 그 과거는 마음 편히 생활하던 시대, 자부심을 갖고 살던 시대다.

앞에서도 이야기했듯이 여성이 '돌아간다'는 곳은 고향인 경우가 많으며, 남성이 '간다'는 곳은 어김없이 예전의 직장이다. 인생을 통해 남자의 자부심이 가장 높았던 때가 그때였다는 말이겠지만, 매달릴 과거가 예전의 직장밖에 없다는 것은 조금 서글프다.

걷다가 피곤해져서 시설이나 집으로 돌아오는 것이 아니다. '이 사람이라면 지금·여기에서 함께 살아도 좋다'고 생각했기 때문에 지금·여기로 돌아오는 것이다. 따라서 지금·여기를 활기차게 보낼 수 있는 장소로 만들어주고 자신에게 맞는 삶의 방식을 발견하도록 도와주는 일 외에는 달리 대처할 방법이 없다.

과거에 집착하는 이유

치매를 앓는 사람들은 치매 초기에 미래에 대해 불안을 느끼고 두려워한다. 그러나 현재를 활기차게 살게 되면 불안과 망상이 사라진다. 망상을 만들어내는 마음의 근원이 사라졌기 때문이다.

치매 중기가 되어 '돌아간다' '간다'고 주장하며 밖으로 나가려는 사람들은 그 심리상태에서 짐작할 수 있듯이, 현재에서 도망쳐서 마음 편히 긍지를 갖고 살았던 과거로 여행을 떠나려 한다.

이러한 마음의 움직임이 치매의 진행 정도와 직접 관계가 있는지 어떤지는 확실히 알 수 없다. 물론 최근 사건은 기억하지 못하고 과거는 비교적 잘 기억하므로, 과거 기억에 매달리는 것은 당연하다고 생각할 수도 있다. 그러나 이것만으로는 치매환자와 어떻게 관계해야 좋을지 알 수 없다.

도대체 그들의 마음은 언제 보이는 것일까? 치매가 심해져 하루하루의 생활이 점점 더 고통스러워지고 있다고 느낄 때 비로소 그들의 마음이 보이기 시작한다. 왔을 때는 분명히 잘 알던 곳이었을 텐데 시간이 지나니 어딘지 알 수가 없다. 익숙하게 지나다니던 길을 걷고 있었는데 문득 정신을 차려보니 완전히 낯선 마을에 와있다. 오랫동안 살았던 집에서 화장실을 찾지 못해 옷을 적시기도 한다.

가족은 여러모로 주의를 기울여준다. 그러나 스스로 뭔가를 하려고 하면 할수록 실패가 거듭된다. 상냥했던 아들 부부도 이제는 험상궂은 얼굴을 하고 있다. 그러고 보니 언제나 찾아주었던 그 사람도 최근에는 얼굴을 비추지 않는다. 그 사람, 이름이 뭐더라…. 나와 어떤 관계였지? 이젠 생각이 나지 않는다.

　얼마나 불안할까. 그들은 지금·여기에서 살아가는 것조차 불가능하다고 느낄 것이다. 이럴 때 우리가 그러하듯이 그들 또한 과거로 여행을 떠난다. 하지만 현재를 활기차게 보낼 수 있거나, 실패를 해도 '괜찮아, 이대로도 충분해'라고 받아들일 수 있게 된다면, 과거로 여행을 떠날 필요가 없다. 이것은 치매 초기에 미래에 대한 불안이 나타나거나 사라지는 과정과 완전히 똑같다.

말기_과거도 미래도 버리고 지금 여기에

휴게실에서 몇 명의 여성이 담소를 나누고 있다. 아무런 근심도 없는 듯한 표정으로 사이좋게 웃으며 맞장구를 치거나 서로 어깨를 두드려 준다. 한 사람이 어디를 가리키자 다 같이 그쪽을 바라본다. 이야기는 그 뒤로 더욱 무르익어가는 듯했다. 뒤편에 가만히 서서 무슨 이야기를 하고 있는지 들어보았다.

"오늘 날씨 참 좋구먼."

"맞아, 맞아. 우리 아들은 참 좋은 녀석이야. 회사에서는 대장이라고."

"오늘 밥 정말 맛있었어."

"그렇다니까, 재밌는 사람이야!"

누군가 한 사람이 웃는다. "너무 웃는 거 아냐?"라고 말하면서 또 다 같이 웃는다. 이야기는 대부분 어긋나지만 때로는 우연처럼 맞아떨어지면서 지칠 줄 모르고 계속된다. 유치원생들에게 보이는 집단독백(또는 집단 내 독백, 스위스의 발달심리학자 피아제가 발견한 현상)과 비슷한 종류라고 생각하면 된다. 이러한 풍경을 한번 보면 결코 잊을 수 없다. 그러나 한번도 경험한 적이 없는 사람에게 이러한 분위기를 전하는 것은 상당히 어렵다.

그들은 대부분 알츠하이머형 치매, 그것도 상당히 진행된 시기에 있는 사람들이다. 정신과의사로 노인치매를 오랫동안 연구한 무로후시 군시는 그들을 '친숙한 동료'라고 이름 붙이고 다음과 같이 묘사했다.

"테이블 하나에 둘러 앉아 하루 종일 질리지도 않고 이야기를 나눈다. 화제는 집안일, 친구 이야기, 옷 이야기 등으로 대부분 옛날이야기다. 이야기가 집중되거나 깊어지는 일은 없다. 제멋대로 그리고 일방적으로 자기 이야기를 하고 상대방은 아무 이야기나 맞장구를 치고 장단을 맞춘다. 옆에서 듣고 있으면 완전히 뒤죽박죽에 이야기가 어긋나고 일방적이며 전혀 앞뒤가 맞지 않고 완전히 다른 이야기들을 하고 있다. 그런데도 지당하다는 듯이 서로 고개를 끄덕이고 웃음을 터뜨리며 상당히 적극적으로 이야기를 주고받는다."

언어와 이치를 뛰어넘은 교제
따라서 그들이 나누는 대화는 가짜 대화라고 불린다. 그리고 그들의 교제는 겉치레 교제라고 한다. 그러나 정말 '겉치레'에 불과하며 '가짜'인 것일까.

물론 이야기의 내용면에서 보면 대화는 '가짜 대화'에 지나지 않고, 지적이거나 합리적인 관점에서 보면 그들의 교제는 '겉치레'일 뿐이다.

그러나 관계성 또는 감정의 교류라는 시점에서 보면 전혀 반대로 이해할 수 있다. 무로후시는 자신이 '겉치레' '가짜'라고 설명한 문장 뒤에 다음과 같은 말을 덧붙이고 있다.

"이들이 모여서 이야기하는 모습은 마치 우물가의 수다를 방불케 하는 면이 있다(그 때문인지 대부분이 여성이다-인용자 주). 마음이 맞는 사람들, 동료로서의 느낌, 통속적인 세상이야기, 노인들의 티타임 같은 분위기가 밖으로 배어 나온다. (…) 일상의 일은 바로 잊어버리면서 앉는 자리는 언제나 정해져 있어 잘못 앉는 법이 없다. (…) 멤버는 거의 고정적이며 자발적으로 그 자리에 참가한다. 어쩌다가 정해진 사람이 오지 않으면 부르러 가거나 손을 잡고 부축해서 데리고 온다. (…) 너무나도 평화롭고 활기찬 분위기가 치매의 진행을 상당히 막아주고 있는 것 같았다."

여기에는 치매라는 병을 갖고 있는 사람들이 아니면 다다를 수 없는, 이치나 언어의 세계를 뛰어넘은 교제가 있다고 생각된다. 모든 허식을 벗어던진 인간과 인간의 관계가 원초적인 모습으로 거기에 존재한다.

외박을 나가서 밤에 잠도 못 자고 불안한 표정으로 시설로 돌아온 사람이 '친숙한 동료들'의 환영을 받자 즉시 평소의 웃는 얼굴로 돌아온다. 그 모습에 가족들은 깜짝 놀란다. 집에서는 귀신같은 표정으로 며느리에게 도둑질한 물건을 내놓으라고 다그치던 사람이 시설로 돌아오자마자 지금까지 한번도 본적이 없는 웃는 얼굴을 보인다. 그리고 가족들도 처음 듣는 옛날 노래를 부르며 리더십을 발휘해 집단을 이끌어간다. 이러한 모습을 본 누군가가 '뭔가에 홀린 것 같다'고 중얼거리는 경우도 있다.

이런 일도 있었다. 점심시간이 이미 끝났는데 어떤 사람이 '밥을 먹지 못했다'면서 스태프를 물고 늘어졌다. 분위기가 조금 험악해지기 시작했을 때 '친숙한 동료'가 다가와 "슬슬 시작해야지"라고 말했다. 그러자 순식간에 표정이 풀리더니 "그렇구만" 하면서 동료의 손을 잡고 휑하니 가버렸다. 남겨진 직원은 얼빠진 표정으로 멍하니 서 있었다.

부처의 얼굴

치매를 앓는 사람의 마음에 치유의 손길이 닿으면 활기차게 생활하기 시작한다. 물론 치매 정도가 반드시 개선되는 것은 아니지만, 정상인 사람으로 착각할 만큼 표정에 활기가 넘친다. 데이케어(daycare, 고령자나 장애자를 낮 동안만 시설에서 맡아 전문직원이 돌보는 서비스) 때는 화장까지 하고 스태프를 기다리게 된다.

이 정도 되면 주변 사람들의 팽팽한 긴장감도 풀려간다. 그리고 집에서 환자를 돌보고 있는 사람은 누구보다 '의지가 되는 사람'으로 바뀐다. 너무 의지하는 바람에 '그건 그거대로 큰일'이라는 말을 들을 정도로 하루 종일 붙어 있어야 하지만, 푸념을 하면서도 얼굴은 반쯤 웃고 있다. 예전에는 얼굴 보는 것도 싫었던 사람이 지금은 사랑스럽게까지 느껴지는 것이다.

K씨는 오래 전에 퇴직한 직장에 출근하겠다고 자꾸 집을 나서는 바람에 말리려는 아내와 항상 부딪혔다. 하지만 데이케어를 시작하면서 증상이 진정되었다. 그 후 긴 치매 과정을 겪은 뒤 얼마 전에 세상을 떠

났다. 부조에 대한 답례선물도 받았던 터라 분향을 하러 K씨의 집을 방문했다. 그의 아내는 "그 사람은 치매에 걸리고 나서야 비로소 저에게 고맙다는 말을 하더군요. 여러 가지 일이 있었지만 귀여운 노인이 돼서 좋은 추억을 남겨주고 떠났어요"라며 눈물을 흘렸다. 하지만 표정은 어딘가 상쾌했다.

미래에 대한 불안도 없고 과거에 대한 집착에서도 벗어난 이들은 '지금 여기'에서 온 힘을 다해 살기 시작한다. 그들을 보고 있으면 부처의 웃는 얼굴을 보는 것 같다. 깨달음의 경지라고 느낄 때조차 있다.

이러한 느낌은 말로 표현하기가 어렵다. 애당초 치매의 세계는 언어를 초월한다고 느끼는 경우가 많다. 그래서 나는 언어를 통해 치매를 이야기하는 것에 언제나 허무함을 느껴 왔다. 특히 치매가 상당히 진행된 사람에 대해 이야기할 때 이러한 느낌은 더 강해진다.

그런데 웃는 얼굴은 본인의 힘만으로 만들어지는 것이 아니다. 많은 사람들의 보살핌과 도움으로 만들어진다. 의지할 대상이 있는지, 치료 상태가 어떠한지에 따라 아무런 근심 없는 부처의 표정이 되기도 하고, 무표정하게 얼어붙은 표정이 되기도 한다.

하지만 부처의 표정은 영원불변한 것이 아니다. 치료 팀이 조금 바뀌거나 생활에 아주 조그만 변화가 있어도, 혹은 차가운 말 한마디만으로도 근심 없는 표정은 사라지고 만다. 물론 본인의 상황에 따라 부처의 얼굴이 쉽게 사라지기도 한다. 신체적으로 힘들어지고 치매가 더욱 깊게 진행되면 또다시 혼동의 길을 걸어갈 수밖에 없기 때문이다.

함께 보낸 시간의 무게

치매가 더욱 진행되어 아주 심각해지면 말도 잃어버린다. 그럼에도 불구하고 마음의 움직임을 느낄 수 있는 때가 있다.

치매를 앓는 W의 남편이 세상을 떠났다. W는 말도 거의 잊어버렸고 남편을 식별하지도 못하는 것 같았다. 나는 잠시 망설였지만 생각을 고쳐먹고 W를 남편 곁으로 데리고 가 이렇게 말했다.

"남편 분은 지금까지 열심히 살아오셨습니다. 하지만 이제 세상을 떠나셨어요."

이 말이 끝나자마자 순식간에 W의 얼굴이 굳어지면서 "에~"하고 짜내는 듯한 소리가 터져 나왔다. 옆에 있던 우리는 일순 그 자리에서 굳어버렸다.

이러한 예는 너무나 많아서 일일이 다 나열할 수도 없다. 의사소통도 안 되는 중증 치매환자가 진찰이 끝나고 방을 나가면서 "고맙습니다"라고 머리 숙여 인사를 하는 바람에 가족이나 스태프가 깜짝 놀라기도 한다. 면회가 뜸해진 가족이 오랜만에 찾아오면 "얼굴은 알 것 같기도 한데, 누구시더라?"라고 말해 가족을 당황시키던 사람이, 내가 사복을 입었을 때조차 거의 예외 없이 "선생님"하고 말을 건넨다. 물론 때에 따라서는 사장님이 되거나 대장님이 되거나 형님이 되기도 하지만.

여기서 치매 증세가 더 심각해지면 말을 아예 하지 못한다. 그럼에도 불구하고 오랫동안 친하게 지내온 사람들이 말을 걸면 신기하게도 웃음을 보이거나 확실한 반응을 보여준다. 목욕을 시키려고 안아 올리면 가슴 속에 쏙 들어오기도 한다. 이것은 몸을 통해 서로를 느끼기 때문이다. 간병기술도 중요하지만 기술만으로는 어떻게 할 수 없는 경우도 있다. 무엇보다 중요한 것은 서로가 서로에게 익숙해지는 것이다.

그러면 서로를 몸으로 느끼는 원초적 관계성조차 사라진 치매 말기는 어떻게 될까? 이때는 마음을 이해하고 관계를 만드는 데 한계가 찾아온다.

하지만 원래 인간은 이해가 되지 않는다고 타인과 관계를 맺거나 인간을 소중히 여기는 일이 불가능한 것은 아니다. 이때도 여전히 먹고 배설하고 옷을 갈아입고 목욕하는 일을 도와주는 것이 좋다. '함께 있다'는 느낌은 여기서 만들어진다. 함께 보낸 시간이 인간의 상식을 뛰어넘는 것이다.

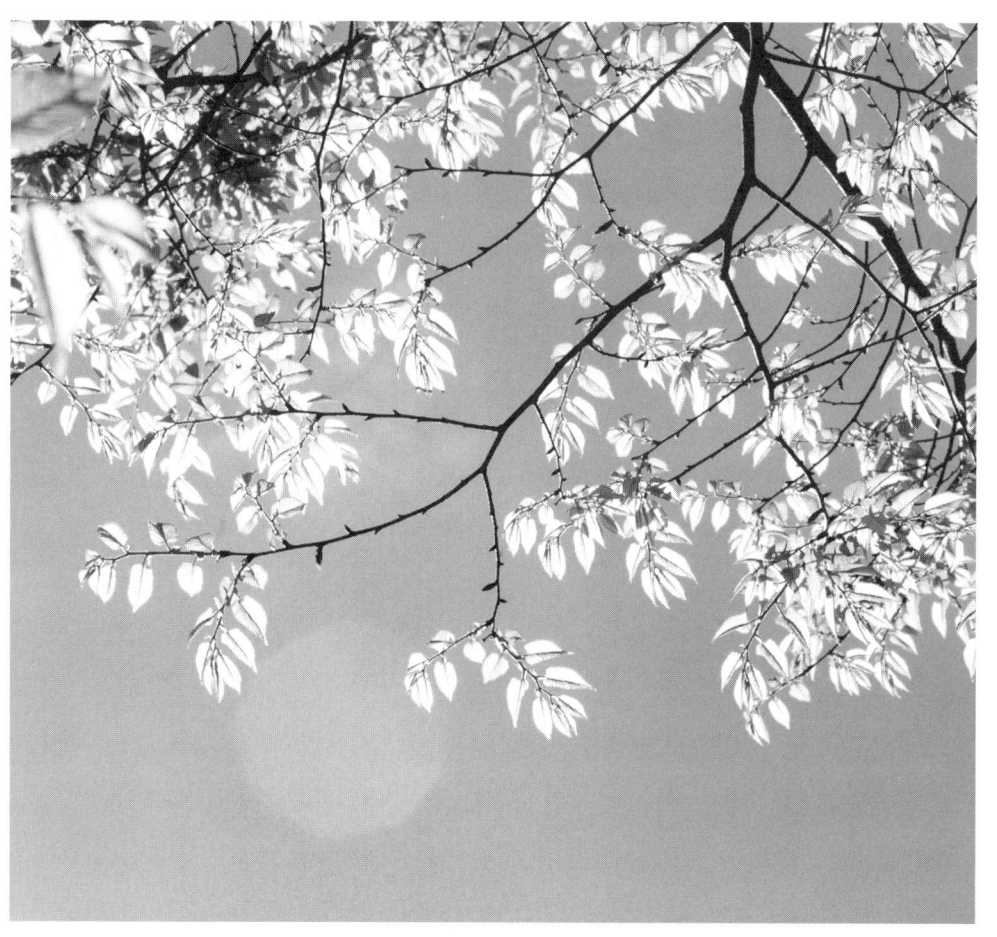

4장

잃어버린 자유

알츠하이머 환자가 쓴 작품에서

나는 누가 되어 가나

크리스틴 브라이든의 《치매와 함께 떠나는 여행》이라는 책이 있다. 알츠하이머병 환자가 쓴 책으로 세계적으로도 보기 드문 저작이다. 일본에는 이러한 종류의 책이 없다.

저자는 호주에서 태어나 생화학으로 학위를 딴 뒤, 제약회사의 연구원을 거쳐 과학출판에 관련된 일을 하다가 연방과학산업 연구기관의 정책관리를 담당하면서 정부나 경영 정책의 브레인으로 활약해왔다. 한마디로 아주 지적이며 유능한 인재였다. 이런 사람이 46세에 알츠하이머병 진단을 받았고, 3년 후인 1998년에 이 책을 출판했다.

이 책에는 '치매를 앓고 있는 사람이 본 세계'가 자세히 묘사되어 있다. 저자 자신도 지금까지 쓰인 책이나 논문은 대부분 건강한 사람들이 쓴 책이기 때문에 치매를 살아가는 입장에서는 불만스러운 기술이 많다고 쓰고 있다.

치매를 앓고 있는 사람들의 마음 세계를 이해하고 싶다고 생각해온 내게도 이 책은 너무나 소중한 자료다. 여기서는 치매를 살아가는 부자유에 초점을 맞춰 그 일부를 소개하고자 한다.

두려움과 불안

원래 성격이나 직업의 영향을 많이 받아서 그러하겠지만, 크리스틴은 알츠하이머병에 대해 놀랄 만큼 객관적으로 이해하고 있었다. 또한 근본적인 치료법은 없다는 것, 서서히 진행되지만 되돌아갈 수 없는 '일방통행'이라는 사실에 강한 두려움을 느끼고 있었다. 이것은 '조금씩 다가오는 죽음'이다. 치매가 깊어지면 자기 딸도 알아볼 수 없게 된다. 언제나 모르는 장소에 있고, 모르는 사람, 모르는 것에 둘러싸여 있게 된다.

하지만 저자는 자아의 본질은 사라지지 않고 개인의 숭고함은 남을 것이라는 말에 조금은 안심한다. 그리고 지금보다 더욱더 진실한 자신이 될 것이라고 스스로에게 말한다. 그럼에도 불구하고 자신이 서서히 변하고 있다는 것도 느끼고 있다. 마치 내가 조금씩 사라져 다른 누군가가 되어 가는 것처럼. 그렇다면 마지막까지 나는 나라고 말할 수 있을까?

하루하루의 생활은 불안에 가득 차 있고, 머릿속은 희미하게 안개가 끼어 있는 듯하다. 혹시 때와 장소에 전혀 어울리지 않는 일을 저지르는 것은 아닐까, 다른 사람의 질문에 제대로 대답할 수 있을까, 패닉상태에 빠지지는 않을까. 마치 절벽에 손톱을 세우고 매달려 있는 것 같다.

주변 사람들이 보기에 저자는 치매를 앓고 있는 것으로는 도저히 보이지 않았고 새로운 일도 어렵지 않게 시작했다. 그런 사람조차 이러한 불안에 괴로워하고 있었다.

쉽게 지치다

저자는 너무 쉽게 지친다고 느꼈다. 전에는 피로라곤 몰랐다. 저자는 무슨 일에도 지독한 긴장과 엄청난 노력이 필요해졌기 때문이라고 분석했다. 지금까지라면 별 노력 없이 너무나 자연스럽게 해내던 일까지 지금은 할 수 없게 된 것이다. 자동차를 운전할 때 어느 페달을 밟아야 할지, 아니 그 전에 어디에 페달이 있는지조차 알 수 없게 되는 경우도 있었다.

집중력을 조금이라도 잃어버리면 즉시 혼란스러워져서 무엇을 하려고 했는지조차 잊어버린다. 다른 사람에게 도움을 구하면 된다고 하지만, 바로 옆에 사정을 잘 아는 사람이 있느냐 없느냐는 차치하고, 옆에 사람이 있다는 것도 도움을 받을 수 있다는 것도 떠오르지 않는 것이다.

그녀는 다른 사람과 마음을 터놓고 이야기할 때는 믿을 수 없을 정도로 활기차고 이야기에 집중하고 있는 듯이 보였다. 하지만 사람들이 사라지고 나면 피로가 한꺼번에 몰려와 몇 시간 동안 누워 있어야 했다. 이럴 때는 서비스 정신도 다 써버렸기 때문에 사람이 아주 매정해진다.

또한 심한 편두통으로 고생하고 있었는데, 완전히 지쳐버린 뇌가 "더 이상 못하겠다!"고 외치는 비명이라고 분석했다.

'동시진행형 인간'의 해체

치매에 걸리기 전의 크리스틴은 스스로의 표현을 빌면 '동시진행형 인간'이었다. 한 번에 한 가지 일을 꼼꼼하게 처리하는 사람을 보고 있으면 답답하고 조바심이 나서 견딜 수가 없었다고 한다. 그러나 지금은 저녁준비를 하면서 세탁기를 돌리고 그 사이에 다림질을 할 경우, 뭔가 타는 냄새가 나서야 조리 중이었다는 사실을 깨닫는다. 황급히 부엌으로 향하다가 다림질을 하고 있었다는 것을 알아차린다. 자칫하면 불이 날 뻔했다(비슷한 일이 2장에서 소개한 하루토의 아내에게도 일어났다).

저자는 여러 가지 일을 동시에 처리할 수 없게 된 자신의 상황을 컴퓨터 조작에 비유해서 설명하고 있다. 어떤 일에 대해 한정된 1차원의 데이터 뱅크 속을 뒤지고 찾아서 해결한다. 그러나 이 경우는 한 번에 한 가지밖에 응용시킬 수 없으므로, 한 가지 일을 수행할 때마다 윈도우를 열어야 한다. 이런 상황이니 복잡하거나 동시진행형 일을 하려면 시간이 많이 걸렸고, 사물이 뿔뿔이 흩어져 있는 것처럼 느껴져 입체적으로 파악이 되지 않았다.

따라서 저자는 한 번에 한 가지씩만 하도록 부단히 노력하고 그것을 몸에 익혀나갔다. 그렇게 하지 않으면 모든 것이 혼란스러워져 허둥대거나 공황상태에 빠지기도 하기 때문이다. 하루의 일과뿐 아니라 물건을 두는 장소도 미리 정해두었다. 뭔가 예상치 못한 사태가 일어나면 거기에 대응하기가 무척 힘들기 때문이다.

쇼핑센터에서 느끼는 괴로움

우리는 많은 자극 속에서 자신에게 의미 있는 자극만 뽑아내고 다른 것은 무시하는 것이 자연스럽게 몸에 배어 있다. 나는 당직날 밤에는 아무리 깊이 잠들어 있어도 전화가 울리면 세 번째 벨소리에 수화기를 드는 특기가 있었다. 그러나 "밤새도록 엄청난 천둥이 치던데, 시끄러워서 잠도 못 잤죠?"라는 말을 들었을 때는 전혀 낌새도 못 채고 아주 푹 잤던 터라 다들 어처구니없어했다. 이처럼 자극에 대한 선별 기능은 잠을 자고 있을 때도 작용한다(물론 평소 때보다 그 감도는 떨어지겠지만).

하지만 저자는 여러 자극이 넘쳐나는 장소가 너무나 고통스럽다고 느꼈다. 쇼핑센터에 가면 흘러나오는 노래, 계산대 기계 소리, 사람들 이야기 소리, 아이들의 울음소리 같은 것들이 한꺼번에 밀려와 너무나 혼란스러웠다. 그 때문에 자신이 사라지고 있다고 느낄 때도 있었다. 그에게는 극복할 수 없는 스트레스였던 것이다. 가끔 집단 활동 중에 "시끄러워!"라고 소리치는 사람이 있는데 틀림없이 이런 이유 때문일 것이다. 저자는 궁리 끝에 소란스러운 장소에서는 귀마개를 하기로 한다.

또한 시야도 좁아지고 있었다. 어느 날 친구가 와서 정원수의 가지치기와 묘목 심는 것을 도와주었다. 저자는 가지를 자른 나무, 흙이 담겨 있는 바구니, 화초용 가위, 약제 등이 한눈에 들어오지 않아 민첩하게 작업을 할 수가 없었다고 한다. 시야가 좁아져 눈앞에 있는 테이블만 눈에 들어온 것이다. 저자는 뇌가 제대로 처리할 수 있을 만큼만 시야가 자동으로 제어되고 있는 것 같다고 분석했다.

의학이 알지 못하는 세계

무슨 일을 해야 한다는 말을 들었는데 하나하나의 말이 어떤 의미로 연결되지 않는 탓에 이해가 되지 않는 경우가 있다. 이해는 되더라도 할 수 없는 일이 있다. 게다가 왜 할 수 없는지 제대로 설명할 수도 없다. 반면에 제안한 사람은 그렇게 해야 하는 명백한 이유를 잔뜩 준비해놓고 있다. 이렇게 되면 결국은 마지못해 그 제안을 따르게 된다.

이처럼 선의를 가지고 있는 가족이나 친구들에게조차 압박을 받고 있다고 느낄 때가 있다. 크리스틴은 자신을 돌봐주는 가까운 사람이 조급하게 밀어붙일 때, 치매를 가진 사람들이 과도하게 폭력적으로 변하는 것은 충분히 이해할 수 있다고 말한다.

확실히 그녀의 책은 단순한 증상이나 행동의 기술, 또는 공격성이나 감정의 불안정과 같은 일반적인 개념으로는 접근할 수 없는 세계가 있다는 것을 가르쳐준다. 뿐만 아니라 치매를 앓고 있는 사람이 생활 속에서 어떠한 부자유를 느끼고 있는지 종례의 의학적 기술과는 전혀 다른 시점에서 재검토할 것을 시사하고 있다. 이것은 앞으로의 과제가 될 것이다.

치매를 안고 살아가는 어려움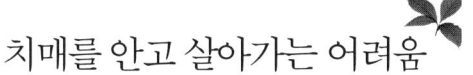

일상생활의 불편과 곤란

1장에서 기억장애나 방향감각장애 등의 중핵증상으로 곤혹스러워하며 우왕좌왕하다가 주변증상이 발생한다고 설명했다. 그리고 3장에서는 몇 가지 주변증상이 발생하는 과정을 따라가 보았다.

그러나 중핵증상으로 인해 일상생활에서 느끼는 곤란함이나 불편함에 대해서는 아직까지 구체적인 모습이 나타나지 않았다. 이것 역시 크리스틴의 책에서 도움을 얻을 수 있다.

여기서는 크리스틴의 이야기를 정리하고 다른 사례도 참고하면서 치매를 살아가는 불편에 대해 더 객관적으로 서술하고자 한다. 아마도 이것은 기억장애, 방향감각장애, 언어장애 등의 지적장애를 나열하는 것만으로는 도달할 수 없는 과제일 것이다.

몸으로 기억하는 기억

우선 기억장애부터 시작해보자. 기억장애는 그 의미가 아주 다양하다. 치매 초기에는 일상생활에서 일어나는 일을 기억하지 못한다. 언제 어디서 무엇을 했는지에 대한 기억이 먼저 사라지는 것이다. 하루토의 아내도 같은 경우였다.

예전에 경험한 것에 대해서는 비교적 기억이 남아 있다. 최근 일보다 옛날 일이 기억에 남아 있다는 것은 고령자를 치료하는 사람이라면 누구든지 알고 있는 사실이다. 하지만 옛날 기억이라고는 해도 대부분 당시 감정 동요가 심했고 그 후로도 떠올릴 기회가 자주 있었던 일들이다. 그리고 몇 번이나 반복된 만큼 확실한 기억으로 마음속에 축적된다.

가족들은 수십 년도 지난 일은 선명하게 기억하면서 5분 전의 일은 기억하지 못하는 환자를 보면서 혼란스러워한다. 때로는 치매에 걸린 척한다는 오해를 받고 학대를 당하는 경우도 있다. "어머니는 5분 전의 일은 기억 못하시면서 우리 부부의 결혼을 탐탁지 않아 했던 30년 전의 일은 선명히 기억하세요. 지금도 그때 일을 비아냥거리시죠. 치매에 걸린 척하면서 우리를 괴롭히고 있을 뿐이에요." 이런 식으로 내뱉듯이 말하면서 어머니를 때려 시퍼런 멍이 들게 한 사실을 숨기지 않은 아들도 있었다.

인간에게 마지막까지 남아 있는 기억은 몸으로 기억하는 기억이다. '옛날에 닦은 솜씨(몸에 익은 기술)'라고 할 수도 있을 것이다. 이미 말도 잃어버리고 심하게 배회하는 분이 있었는데, 다른 사람들이 새끼줄을 꼬고 있는 모습을 보자 갑자기 새끼줄을 손에 쥐더니 멋지게 꼬기 시작했다. 내게는 놀랍고 감격스러운 경험이었다. 물론 새끼를 꼬는 일이 옛날에는 일상생활이었던 분이다.

언제나 종잡을 수 없는 행동만 하던 여성이 주먹밥만큼은 기가 막힐 정도로 반듯하고 완벽하게 만들었다. 안경도 끼지 않고 귀신같이 바늘에 실을 꿰는 바늘 꿰기 명인도 있었다. 집안일에는 실수만 하던 어느 여성도 밭을 일구는 솜씨만큼은 숙달된 예전 모습 그대로였다.

건망증이 있으면 치매?

기억장애가 없는 치매는 없다. 따라서 기억장애는 치매의 가장 대표적인 중핵증상이라고 본다. 그러나 기억장애가 있다고 해서 전부 치매라고 할 수는 없다.

기억장애가 있다는 것을 충분히 자각하고, 하루의 스케줄을 5분으로 잘게 나누어 짠 다음 거기에 따라 생활하고 있는 사람이 있다고 하자. 큰 회사의 사장이라면 스케줄 체크는 비서에게 맡기고 자신은 일만 하면 된다. 물론 많은 번거로움이 있겠지만 일상생활은 의외로 차질 없이 흘러간다. 이러한 증상은 건망증후군(코르사코프 증후군)이라 불리며 치매로 보지 않는다.

그렇다면 치매를 앓고 있는 사람들의 기억장애를 치매 특유의 기억장애로 규정짓는 것은 무엇일까? 이것을 밝혀내기 위해 우선 치매에서 보이는 기억장애의 전형적인 진행 양상을 알아보자.

1단계 "오늘밤 모임이 있으니 아드님께 좀 전해달라"는 전화가 왔다.

그러나 깜박 잊고 전달하지 못했다. 모임에 참석하지 못한 아들에게 "그런 걸 잊어버리면 어떡해요, 정말 곤란하다고요"라는 말을 듣고 "아 참! 깜박했네. 정말 미안하구나" 하고 사과한다.

2단계 비슷한 일이 일어났지만 "그러고 보니 그런 전화가 온 것 같기도 하네"라며 별로 신경도 쓰지 않는 모습으로 천연덕스럽게 말해 아들이 조금 화가 난다.

3단계 비슷한 일이 또 일어나서 아들이 따져 묻자 "그런 전화 안 왔어. 상대방이 깜박했겠지. 불평은 그 사람한테 해"라며 화를 낸다.

1단계는 나이를 먹으면 누구든지 생기는 건망증이다. 이를 양성건망증이라고 한다. 2단계는 양성건망증과 치매에서 보이는 건망증의 경계에 있다고 할 수 있다. 해결책을 찾기도 상당히 어려워진다. 3단계는 명확한 악성건망증으로 일상생활 적응도가 두드러지게 떨어진다.

불편을 덜어주는 보조장비

1단계에서 3단계에 이르는 과정에서 기억을 유지하고 재생할 수 있는 시간이 점차 단축된다고 할 수 있다. 하지만 이보다 더 중요한 것은 자신의 기억장애에 대한 태도의 변화다. 기억장애가 진전되면서 자신의 건망증에 대해 무관심(2단계)해지고 더 나가서는 부인(3단계)까지 하게 된다. 자신의 장애를 인지할 수 없게 되는 것이다.

기억을 유지하고 재생할 수 있는 시간이 단축되고 동시에 자신의 건망증을 부인하게 되면 일상생활에 문제가 생긴다. 말하자면 건망증이 있는 데다 자신이 쉽게 잊어버린다는 사실 자체를 인식할 수 없게 되는 것이다. 이렇게 되면 건망증에 대한 대책을 세울 수 없어 그로 인해 발생하는 과실을 책임지고 대처하지 못하게 된다.

대책을 세운다는 의미는 예를 들어 이러한 것이다. 최근 들어 나는 건망증이 서서히 심해지고 있다. 아직까지는 이러한 사실을 자각할 수 있기 때문에 매일 아침 컴퓨터의 스케줄 관리 소프트를 열고 그날의 스케줄을 확인한 다음 출근한다. 다음날 가지고 가야 할 것이 있으면 현관 앞에 눈에 잘 띄는 곳에 미리 갖다 둔다. 그래도 불안할 때는 차에 두기도 한다.

하지만 치매를 앓게 되면 이러한 대책을 세우지 못한다. 더군다나 과실을 지적받아도 그것이 자신의 책임이라고 생각하지 못하기 때문에 아주 태연하게 반응한다. 이 때문에 주변 사람들은 화가 난다. 사실 '안 하는' 것이 아니라 '못 하는' 것이다. 하지만 이러한 태도는 치매라는 진단이 내려지지 않은 시기부터 나타나기 때문에 제대로 이해받기 힘들다. 고작해야 '나이 탓' 정도로만 받아들여진다.

이러한 시기의 건망증에 대해 '수도꼭지는 잊지 말고 잠글 것' '전화가 오면 반드시 메모할 것' '불에 뭔가를 올려놨을 때는 자리를 뜨지 말 것' 등이 쓰인 종이를 붙여두면 좋다고 지도하는 경우가 있다. 그러나 이러한 방법으로 해결이 된다면 치매가 아주 약하거나 치매라고는 할 수 없는 상태다.

쉽게 잊어버린다는 사실을 자각하고, 때때로 종이에 써둔 주의사항을 보면서 해야 할 일을 기억해내고, 종이의 지시에 따라 순차적으로 정확하게 판단해서 실행에 옮기는 것은 그들에게 너무나 어려운 일이다.

그런데 예외적으로 크리스틴 브라이든의 경우는 이러한 장애가 심각하지 않은 것처럼 보인다. 치매 전의 지적 능력이 현격하게 높았고, 언제나 과제를 대상화해야 하는 직업을 갖고 있었으며, 전두측두형 치매라는 조금 특수한 유형이라는 이유 때문이겠지만(강연 등에서는 자신을 이렇게 소개하고 있다), 이보다 더 중요한 것은 남편의 지원이 아주 적절하게 이루어지고 있는 점이라고 생각된다. 크리스틴은 조력자인 남편을 전폭적으로 신뢰하며, 그때그때마다 자신의 희망사항을 이야기하고, 조력자의 지시를 충실히 지키고 있다고 한다.

이러한 사실은 이후의 치료나 간호에도 아주 중요한 부분이다. 환자가 어떠한 부자유를 겪고 있는지를 숙지하고, 신체장애자를 보호하듯이 인지장애에 필요한 보조 장비를 제공함으로써 부자유가 상당히 극복될 수 있다고 생각하기 때문이다. 물론 그 전에 환자와 조력자는 강한 신뢰로 연결되어 있어야 한다.

길을 잃는 것은 방향감각장애 때문인가

이번에는 방향감각장애에 대해 알아보자. 여기서 말하는 방향감각이란 단순히 공간적인 방향만을 지칭하는 것이 아니라 지금이 언제이며 어떤 장소에 누구와 있는지를 알고 있다는 의미라 할 수 있다. 치매에서 나타나는 방향감각장애는 시간, 장소, 인물의 순서대로 나타난다. 여기서는 장소에 대한 방향감각장애에 대해 생각해보기로 하겠다.

길을 잃고 미아가 되어서야 자신이 치매에 걸렸다는 것을 깨닫는 사람이 있다. 이런 경우는 그전에 이미 건망증이 나타나는 일이 많지만 대부분 그냥 '나이 탓'이려니 하고 넘겨버린다. 하지만 집으로 돌아가지 못해 큰 소란이 벌어지면 '나이 탓'이라고만은 말할 수 없게 된다.

길을 잃는 것은 장소에 대한 방향감각장애의 결과라고들 한다. 하지만 정말 그러한지는 생각해볼 필요가 있다.

O씨는 가게를 하고 있었는데 언제부터인지 계산이 자주 틀리기 시작했다. 그럼에도 아내의 도움을 빌려 큰 문제없이 가게를 계속 운영하고 있었다. 그러던 어느 날 익숙하지 않은 곳에서 친구와 만나기로 약속을 했는데, 친구가 늦게 오는 바람에 만나지 못하고 혼자서 밤새도록 길을 헤맸다. 결국 이른 아침이 되어서야 경찰이 발견해서 가족에게 연락을 하게 되었다. 걱정이 된 가족들은 그날 바로 내가 근무하는 병원에 데리고 와서 진찰을 받게 했다.

가족에게 O씨가 있는 곳을 어떻게 알게 되었는지 묻자, O씨가 자택 전화번호를 경찰에게 알려주었다고 했다. 혹시나 싶어 그에게 집으로 전화를 걸어보라고 부탁하자 제대로 전화를 걸었다. 당시 그는 잔돈도 가지고 있었고, 그가 걸어 다닌 곳에는 공중전화도 여러 군데 있었다고 한다. 물론 인가도 있었다. 그런데도 전화를 하지 않았고 다른 사람들에게 도움조차 구하지 않았다.

나도 방향감각이 없어서 길을 잃을 때가 자주 있다. 그럴 때는 일단 출발점으로 돌아가서 다시 생각한다. 그래도 모를 때는 다른 사람에게 묻는다. 창피하다고 생각될 때는 친한 사람에게 전화를 걸어 도움을 구할 수도 있다.

보통은 이런 식으로 대응을 하겠지만 O씨는 그러지 못했다. 단지 방향감각장애 때문에 길을 잃었다고 보기에는 부족한 면이 있다. 인간은 항상 자신이 경험하지 못한 새로운 상황에 직면하게 된다. 그중에는 아무리 생각해도 해결할 수 없는 문제도 있을 것이다. 이럴 때 인간은 여러 가지 시행착오를 거쳐 해결의 실마리를 찾으려고 한다. 그중에는 다른 사람에게 도움을 구한다는 방법도 포함되어 있다.

하지만 치매에서는 이러한 기능이 제대로 작동하지 않는 것으로 보인다. 자신이 위기에 처해 있다는 막연한 인식은 있지만(실제로 O씨는 불안한 얼굴로 배회하고 있었다), 거기서 빠져나올 수단을 여러 가지로 시험해보고, 자력으로든 다른 사람의 도움을 받아서든 적절한 방법을 찾아내는 것이 어려운 것이다. 다른 식으로 표현하면 인식을 행동으로 결부시키기가 어렵다는 말이다. 크리스틴 역시 이러한 어려움을 토로하고 있다.

생활의 프로그램화가 필요하다

비슷한 예로 S씨는 남편과 여행을 가서 전통여관에 묵게 되었는데, 목욕을 끝낸 후 방이 생각나지 않아 패닉상태에 빠졌다고 한다. 소리를 지르며 불안한 얼굴로 돌아다니는 모습을 이상하게 생각한 종업원이 남편에게 연락을 해서 간신히 방으로 돌아갈 수 있었다.

평소에 어느 정도 건망증이 있다는 것은 알고 있었지만 아직 50대라 치매라고는 생각지도 않았으며 실제로도 큰 문제는 없었다고 한다. 하지만 S씨는 정밀검사 결과 알츠하이머병이라는 진단을 받았다.

반대로 치매가 중기에 접어들어도 익숙해진 길이라면 꽤 먼 곳까지 헤매지 않고 갈 수 있는 사람도 있다. 심지어는 버스까지 갈아타고 가기도 한다. 오랫동안 매일 여동생의 가게 일을 거들어주러 다녔던 사람이 치매가 발병하고도 상당히 진행될 때까지 버스를 갈아타고 다니며 계속 출퇴근한 경우도 있었다.

택시로 배회하던 사람도 있었다. 현재 60세인 K씨는 50대에 알츠하이머병이 발병해서 이미 심각한 상태로까지 진행되었다. 그런데 몇 달 전까지 차를 직접 운전해서 같은 길을 계속 배회했다고 한다. 사고의 위험을 우려한 아내가 자동차 열쇠를 빼앗은 뒤로는 택시를 타고 늘 가는 장어 집에 가서 항상 먹는 장어덮밥을 주문한 뒤 다시 택시를 잡아타고 집으로 돌아왔다. 남편이 걱정되어 아내가 뒤를 밟아서 알아낸 사실이었다. 이런 일이 하루에 몇 차례나 반복되고 지출도 막대해져서 결국 병원을 찾아오게 되었다.

이러한 예는 일상적으로 반복되는 행동이나 스케줄 수행은 치매가 상당히 진행되더라도 가능하다는 것을 보여준다. 이러한 행동은 상황 판단이 필요하지 않기 때문이다.

혼자서 생활하던 사람이 어떤 계기로 입소했을 때, 치매가 상당히 진행됐는데도 지금까지 잘 생활해온 것을 알고 놀라는 경우가 더러 있다. 아마 이것도 같은 이유 때문일 것이다. 대부분 조용한 성품에 행동 범위가 좁고, 친숙한 사람들만 접촉하는 한정된 생활을 하고 있었던 사람들이다.

하지만 이런 사람들도 일상적인 프로그램이 무너지면 그 즉시 문제가 일어나는 경우가 많다. 위의 예처럼 버스를 갈아타고 출퇴근하던 사람은 버스정류소가 어떤 이유로 자리를 조금 옮기거나, 항상 걸어 다니던 길이 도로공사로 통행이 금지되어 다른 길로 돌아가야 하는 사태가 발생하면 그 즉시 길을 잃는다.

크리스틴의 경우는 생활을 프로그램화하여 생활이 상당히 안정되고 있는 듯했다. 여기에 큰 도움이 되는 것은 남편을 중심으로 한 조력자들이다. 조력자들은 크리스틴이 처리해야 할 프로그램을 항상 사전에 제시해주는 역할을 맡고 있다.

전체가 보이지 않아

치매를 정의할 때 실행기능의 장애가 언급되는 경우가 있다. 실행기능이란 계획을 세우고 조직화하며 순서를 정하고 추상화하는 것이다.

2장에서 소개한 하루토 아내의 경우, 치매의 시작은 요리를 제대로 할 수 없게 된 것이었다. 요리에는 실행기능이 요구된다. 예를 들어 고기감자조림을 만드는 경우, 예상하는 양에 맞춰 감자, 양파, 곤약, 고기를 준비한다. 재료 중에 없는 것이 있으면 시장에 다녀온다.

요리를 시작할 때는 우선 사전준비를 해둔다. 완성된 고기감자조림을 연상하면서 재료를 적당한 크기로 자른다. 그 다음 냄비에 기름을 두르고 고기를 볶는다. 어느 정도 익었다 싶으면 곤약, 감자, 양파를 순서대로 넣고 볶는다. 냄비에 물을 붓고 잠시 동안 끓인 후 설탕을 넣는다. 감자가 어느 정도 부드러워지면 맛술을 넣고 조금 더 익힌 후 맛을 보면서 간장을 넣는다. 너무 익혀서 모양이 뭉개지기 전에 불을 끈다.

이렇게 보면 요리에는 기억력도 물론 필요하지만 그 이상으로 계획을 세우고 순서에 따라 목표가 제대로 수행되고 있는지 어떤지 피드백을 받는 상당히 섬세한 주의가 필요하다는 것을 알 수 있다(크리스틴의 정원 일도 이와 마찬가지로 복잡한 작업이었을 것이다. 여러 곳에 두루두루 주의를 기울이지 못해 결국 '시야가 좁아졌다'고 느꼈을 것으로 생각된다).

그들은 한 가지 준비 작업만이라면 훌륭하게 해치운다. 볶음요리를 하게 되어 양배추를 채 썰어 달라고 부탁했더니 꽤 중증의 치매 환자도 완벽하게 그 일을 해냈다.

그러나 처음부터 요리를 맡기면 제대로 하지 못한다. 하루토의 아내처럼 어딘지 모르게 요리가 평소와 다르게 느껴지거나 전혀 먹지 못하는 상태에까지 이르는 등 여러 가지 실수를 하게 된다.

이야기가 조금 벗어나지만 이런 일도 있었다. N씨는 50대 남성으로 알츠하이머병의 극히 초기단계였다. 따라서 회사에서 근무하는 것도 아직 별 문제가 없었다. 그는 손재주가 좋은 사람으로 맹장지(햇빛을 막기 위해 안과 밖에 두꺼운 종이를 바른 장지문)를 새로 바르는 일도 언제나 직접 했다. 어느 날 맹장지 하나를 위아래 반대로 붙이는 실수를 했는데, 다시 맞춰 문지방에 끼워 넣으려 하자 잘 되지 않았다. 급기야는 쇠망치까지 가져오게 해서 억지로 때려 박으려는 것을 아내가 황급히 말렸다고 한다.

그들은 작업이 계획에서 벗어났을 때 뭔가 제대로 되고 있지 않다는 것은 막연히 인지하고 있다. 그러나 상황에서 일단 벗어나서 전체를 냉정하게 파악하거나 잘못된 과정에서 원래 지점으로 돌아가는 방법을 쉽게 찾지 못한다. 잘못을 바로잡기가 힘든 것이다. 피드백을 받는다는 것은 바로 이러한 작업인데, 그들에게는 이것이 지극히 어려운 일이다.

내가 붕괴된다

치매로 인해 기억장애가 생기면 자신이 쉽게 잊어버린다는 사실 자체를 인식할 수 없다. 따라서 대책을 마련할 수 없게 되고, 그 결과 발생하는 실수에 대처할 수 없게 되는 것이다.

또한 길을 헤매는 것을 방향감각장애 때문이라고 생각하기보다, 자신이 처한 위기에서 적절한 방법을 찾아 탈출하는 것이 어렵기 때문이라고 생각할 수 있다.

실행기능의 장애에서 볼 수 있듯이, 지시를 받아 한 가지 작업을 수행하는 것은 충분히 가능하다. 하지만 계획을 세워서 그 계획대로 작업을 하고 자신이 지금 그 계획의 어디쯤 와 있는지를 체크하면서 목표에 접근하는 것은 상당히 어려운 일이다.

치매가 안고 있는 부자유를 대담하게 단순화시키면, 자신의 책임 하에 문제를 처리하는 것이 어렵고, 자신이 어떤 상황에 처해 있는지 인지하고 인지한 것을 행동으로 연결하는 것이 어렵다는 점이다. 다시 말해 기억력, 방향감각, 언어나 수에 대한 장애 등 여러 가지 지능 자체에 장애가 발생하지만, 그보다는 여러 지능을 활용해서 생활에 대응해온 '지능의 감독자(supervisor)' 또는 지적 주체라고 할 수 있는 기능이 쇠락해 여러 가지 문제가 발생한다. 이것을 오케스트라로 비유한다면, 각파트의 연주자도 문제를 갖고 있지만, 그보다는 지휘자가 연주자들을 아우르지 못해 곡이 제대로 연주되지 못하는 것이 가장 큰 문제라는 것이다.

단순히 지금까지 잘 해왔던 것이 안 된다고 느끼는 것만이 아니라 '내'가 붕괴되어 간다고 느끼는 것은 이러한 이유 때문이다. 크리스틴의 책은 감각 차원에서 자극을 종합하고 선별하는 기능까지 붕괴되고 있다는 것을 보여 준다.

기억은 사라져도 느낄 수는 있다

그러나 여기서 오해가 없도록 서둘러 덧붙여야 할 것이 있다. 이들 장애는 어디까지나 인지 차원에서의 장애라는 점이다. 붕괴되는 '나'는 지적 주체로서의 '나'이며, 정서를 담당하는 '나'라는 측면에서 보면 또 다른 이야기가 된다.

예를 들어 건망증으로 인해 생긴 실수에 대해 그들은 겉으로는 태연해 보이는데, 그것이 오히려 가족의 반발을 산다. 때로는 의식적으로 자신의 실수를 모른 척하는 것이라고 오해를 받는 경우조차 있다.

그러나 그들은 일상생활에서 일어나는 실수에 대해 스스로 인지할 수 없음에도 불구하고 '내'가 붕괴되어 가는 것에 대한 감각을 틀림없이 가지고 있다. 그로 인해 여러 가지 반응이 나타난다. 정서적인 반응을 담당하는 '나'는 크게 붕괴되지 않는 것이다.

우울상태 때문에 병원에 왔다가 치매 초기라는 진단을 받은 사람 중에는 '검은 구멍에 끌려들어간다'고 말하거나 '자신이 사라져간다'고 큰 소리로 호소하는 경우가 있다. 훨씬 더 극단적인 경우지만, 어두운 목소리로 '치매가 점점 심해질 거야'라고 중얼거리는 사람도 있다. 그러나 대부분은 이런 말을 전혀 하지 않는다. 하지만 주변에서 치매라는 것을 아직 알아차리지 못하는 극히 초기단계에서도 때때로 자신의 미래를 예지하고 있든 듯 불안한 표정으로 신체적인 고통을 호소하거나 종잡을 수 없는 행동을 보이기도 한다. 정서적으로는 사태에 대해 정확하게 파악하고 앞날을 예견하며 반응하고 있는 것이다.

이처럼 자신이 일으킨 실수를 스스로 책임지고 처리하는 것이 힘들다는 인지 차원의 장애와, 자신이 당면하고 있는 사태를 적절하게 대처할 수 없는 현실에 대해 불안이나 초조를 느끼는 정서 반응 사이에 괴리가 존재한다. 이러한 괴리는 치매 초기부터 보이며 거의 말기까지 지속된다. 이 괴리가 그들을 궁지로 몰아넣어 주변증상을 일으키는 근본 원인이 된다.

만약 자신의 실수를 인지할 수 있다면 일상생활에서 발생한 실수를 스스로 책임지고 대응하려고 했을 것이다. 너무나 힘들어 그 결과 우울 상태에 빠졌다고 하더라도 말이다. 만약 인지장애와 더불어 정서적으로도 반응하지 못한다면 인간다움은 어느 정도 잃었을지는 모르나 궁지에 몰릴 일은 없었을 것이다. 그러나 그들은 이 둘 중 어느 쪽도 아니었다.

우타코가 점점 바보가 되어가
제발 살려줘

아침에 일어나자

어머니는 이렇게 말하며 나에게 매달렸다

누가

이 병을

노인치매라고 이름 붙였을까

이제껏 나는

이렇게 영리한 외침을 들어본 적이 없다

나는

어머니 흉내를 내어 어머니께 매달렸다

_이케시타 가즈히코 〈어머니의 시집〉에서

망상을 일으키는 마음의 움직임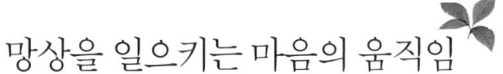

지금까지는 치매를 살아가는 불편함에 대해 크리스틴 브라이든의 예를 참고하면서 생각해보았다. 그러나 여기에는 생각해야 할 것이 한 가지 더 있다. 우리는 3장에서 도둑망상과 질투망상의 발생 과정에 대해 자세히 알아보았다. 그런데 그것으로 도둑이나 질투라는 테마가 선택된 까닭은 알 수 있을지 몰라도 그들이 망상이라는 형태로 자신의 마음을 표현한 이유는 알기 힘들다. 이에 대한 해답을 지금까지의 이야기를 토대로 밝혀내보자.

새로운 삶의 방식을 강요하므로
인간은 누구나 어떤 상황에서 어떻게 행동하는지에 대한 자신만의 행동 원리를 가지고 있다. 각자 특유의 생활방식이 있는 것이다. 노년을 맞이할 무렵에는 현재를 제대로 살아갈 수 있는 원리를 나름대로 갖추게 된다.

　동물은 종별로 공통된 행동 원리를 갖고 있기 때문에 특정한 상황에서 거의 비슷하게 행동한다. 그러나 인간은 각자가 독자성을 갖고 있다. 즉 '나'라는 장치가 완성되어 있어서, 공통된 상황에 놓여 있어도 그 장치를 통해서만 행동이나 반응을 할 수밖에 없으므로 각자 다른 결과가 나타난다. 이것은 물론 인간의 다양성을 나타낸다고 볼 수도 있겠지만, 그만큼 곤란한 과제를 안고 있다고 볼 수도 있다.

　이러한 행동 원리 또는 삶의 방식은 현재를 꿋꿋이 살아갈 수 있는 장치이면서 동시에 미래에 일어날 수 있는 사태에도 적합한 장치일 것이다. 물론 과거에 예측했던 미래와 그 예측이 현실이 된 세계는 언제나 미묘한 차이가 생기게 마련이므로, 인간은 그때마다 조금씩 수정을 가하면서 살아가고 있다. 인간은 예전에 써놓은 시나리오를 상황에 맞게 그때그때 다시 고쳐 쓰면서 자신의 인생을 연기하고 있는 것이다.

　그런데 가끔은 과거에 예측했던 세계와 현실이 너무나 다른 사태가 일어나기도 한다. 이러한 경우는 조금의 수정으로는 해결이 되지 않으므로 새로운 삶의 방식이나 행동 원리를 만들어내야만 한다. 시나리오를 전면 수정하라는 명령을 받은 작가와 마찬가지인 것이다.

　그러나 오랜 세월 동안 익숙해진 삶의 방식을 바꾸기란 쉬운 일이 아니다. 현실은 새로운 삶의 방식을 강하게 요구하고 있지만 방안을 찾아낼 수가 없다. 이럴 때 인간은 위기에 빠지고 삶의 전환기를 맞이한다.

　이러한 전환기에는 어떤 사태가 일어날까? 오랫동안 안정을 가져다준 삶의 방식을 버리지 못해 발생하는 여러 가지 문제와, 새로운 삶의 방식을 요구하는 마지막 몸부림과도 같은 시행착오, 이 두 가지가 서로 뒤섞여서 나타날 것이다. 그리고 망상은 이러한 과도기에 만들어진다.

양 극단에 있는 두 마음

이미 앞에서 이야기했듯이 치매를 살아가는 이들은 여러 면에서 괴리를 안고 있다. 자신의 인지장애를 인식하지 못하면서 정서 반응은 그대로 유지하는 데서 오는 괴리, 위기에 빠져 있다는 인식은 막연하게 하고 있지만 거기서 탈출하는 행동을 하지 못하는 데서 오는 괴리가 있다. 거기다가 치매를 앓는 사람과 보살피는 가족들 사이에서도 어떤 괴리가 존재한다. 그들은 '안 하는 것'이 아니라 '못 하는 것'이지만, 주변에서는 그렇게 생각하지 않는다.

이처럼 마음의 세계에서 만들어지고 있는 괴리와 주변 사람들 사이에서 만들어지는 괴리로 인해 그들은 궁지에 몰린다. 이와 같이 꼼짝달싹할 수 없는 상황에 놓여 있다는 막연한 느낌, 또는 '내'가 무너져간다는 예감에서 오는 불안에 결정적인 파국을 몰고 오는 것이 바로 라이프 이벤트이다(이에 대한 구체적인 설명은 3장을 참조할 것).

파국을 맞이하면 행동의 자유를 완전히 빼앗기고 현실에 대한 대처 능력은 극단적으로 저하된다. 도둑망상의 전형적인 예로 소개된 의사의 내연의 처는 남편이 죽자 그 순간부터 공황상태에 빠졌다. 먹을 수도 잘 수도 없다. 지금 그녀는 누군가를 의지하지 않고는 살 수 없는 현실에 직면해 있다.

하지만 그녀의 성격으로 볼 때 그러한 현실은 받아들이기 힘들다. 그녀는 파란만장했던 인생을 자신의 힘으로 헤쳐온 사람으로, 에너지 넘치고 나이보다 젊어 보인다는 소리를 줄곧 들어왔고 스스로를 노인이라고 생각한 적도 없었다. 따라서 다른 사람을 의지하지 않으면 살아갈 수 없다는 현실은 그녀의 시나리오에 있지도 않았다.

의지하고 싶다는 마음과 그것을 거부하는 마음이 격렬하게 엎치락뒤치락한다. 이처럼 완전히 상반된 두 가지 마음을 타협시키는 것은 가능한 일일까? 역시 어려울 것이다. 그녀는 불가능한 문제의 해결을 강요받고 있는 셈이다.

그러나 양 극단에 있는 이 두 가지 마음을 하나로 합치지 않으면 '내'가 '나'로 있는 것조차 어려워진다. 그 정도로 지금까지 살아오면서 예측해온 현재와 현실의 현재는 차이가 난다. 따라서 지금까지의 행동 원리는 효과를 전혀 발휘할 수 없다. 그녀가 곤혹스러운 상태에 빠져 행동의 자유를 잃어버린 것은 이 때문이다.

몸부림의 결과

그들은 위기에 빠지고 전환기를 맞이한다. '나'의 불안은 불안정한 상태를 넘어서 새로운 삶의 방식으로 몰아붙인다. 그러나 치매를 살아가는 사람들에게는 완전히 새로운 상황에 직면했을 경우, 새로운 목표에 맞는 새로운 행동 계획을 작성하고 실행할 힘이 남아 있지 않다. 따라서 과거의 방식이나 시나리오를 수정해서 사용하는 것 외에는 다른 방법이 없다. 이러한 몸부림의 결과 얻게 되는 것이 바로 망상이다.

겝자텔(V. E. Gebsattel)이라는 정신병리학자는 망상에 대해 논하면서 '불가능한 현실에 대한 강박이 가능한 비현실로 치환된다'고 이야기했다. 이러한 점은 치매의 망상에서도 볼 수 있다. 예를 들어 도둑망상을 가지고 있는 사람들은 다음과 같이 해석할 수 있다.

다른 사람을 의지하고 싶다는 마음(상실감)과 그것을 거부하는 마음(공격성), 즉 현실에서는 해결이 불가능한 상반되는 두 가지 마음을 가지고 있다. 그런데 도둑망상이라는 '비현실'적인 형태에서는 이 두 가지 마음을 멋지게 그리고 동시에 표현할 수 있다. 도둑망상에는 '그런 식으로 하지 말고 좀더 상냥하게 대해줘'라고 매달리고 싶은 마음과, '무슨 소리 하는 거야! 용서 못해!'라는 공격적인 마음을 둘 다 집어넣을 수 있기 때문이다. 이러한 의미에서 도둑망상은 정신병리 현상이면서 동시에 새로 찾아낸 삶의 방식이기도 하다.

하지만 도둑망상이라는 새로운 삶의 방식은 현실을 살아가는 데 바람직한 해결책이라고는 할 수 없다. 오히려 더 큰 문제를 일으켜 자신을 궁지로 몰아넣는 '비현실적인 해결책'이다. 그럼에도 불구하고 적어도 어느 시기 동안은 혼란을 겪으며 행동의 자유를 상실한 그들을 구해 준다. 앞의 예에서도 도둑망상이 나타난 이후 적어도 패닉상태와 혼란은 사라졌다. 어떤 의미로는 현실과 맞부딪치며 싸우는, 즉 목적이 명확한 행동이 보이기 시작한다.

"제발 옆에 있어줘!"
어떤 사태를 스스로 책임지는 것은 누구에게나 상당한 용기가 필요한 일이다. 하물며 자기만 언제나 책임을 떠안으며 비난받고 있다고 느끼는 사람에게는 이것이 불가능한 일에 가까울 것이다.

치매를 앓는 이들도 예외는 아니다. 문제에 당면했을 때 그들 역시 '내 잘못이 아냐. 잘못된 건 주변이야'라고 생각하고 싶을 것이다. 그렇게 생각하면 자신이 져야 할 부담이 줄어들기 때문이다. 이것은 말할 것도 없이 무의식의 영역에서 일어나는 마음의 움직임이다.

도둑망상이나 질투망상은 그 밑바닥에 이러한 심리가 작용하고 있다고 볼 수 있다. 자신이 오히려 피해자라고 생각함으로써 우울과 혼란에서 회복되고 행동의 자유를 잃어버린 상태에서 벗어나 가해자와 정면으로 맞선다.

하지만 귀신같은 섬뜩한 표정으로 아무리 격렬하게 망상대상을 향해 공격을 퍼부어도 그들은 외로움과 이유 없는 불안으로 괴로워하고 있다. 그들의 마음속에서 터져 나오는 절규는 이렇게 들린다.

"제발 구해줘! 옆에 있어줘!"

책임을 떠넘기기 위해

이상이 도둑망상이 갖고 있는 의미다. 치매를 앓고 있는 사람에게는 망상 말고는 '나'를 유지할 방법이 없었던 것이다. 그러나 이것만으로는 어떻게 망상이 가능한지는 해명할 수 없다. 이를 위해서는 마음의 움직임을 찾는 과정과는 다른 시점에서 생각해야 한다.

망상을 가능하게 만드는 것은 그들을 막다른 지경까지 몰아넣고 문제를 더 크게 만드는 치매의 부자유다. 그중에서도 주 원인은 사태를 자신의 책임으로 인식하지 못하는 점이라 할 수 있다.

예를 들어 자신이 소중히 여기던 물건이 사라졌다고 하자. 누군가가 훔쳐갔을지도 모르지만 객관적으로 보면 자신이 둔 곳을 잊어버렸을 가능성도 있다. 또는 우연히 다른 것에 섞여 다른 곳으로 옮겨졌을지도 모른다. 어쩌면 이미 아주 오래 전에 잊어버린 것일 수도 있다. 하지만 이러한 몇 가지 가능성을 떠올리고 검토할 능력이 그들에게는 남아 있지 않다.

설령 이러한 가능성이 머릿속에 떠올랐다고 해도, 이것을 현실적으로 검토하는 것은 불가능하므로 마찬가지 일이다. 게다가 사태를 자신의 책임으로 처리하는 능력도 이미 사라지고 없다. 이럴 경우 책임은 다른 사람에게 넘기게 되고 결과적으로 망상을 하게 되는 것은 필연이다. 앞에서 이야기했듯이 이렇게 하면 자신이 져야 하는 부담이 줄어들기 때문이다.

망상이 형성되면 그 대상을 공격하게 된다. 그들은 자신이 놓인 상황을 막연하게나마 느끼고는 있다. 그러나 자신의 위치를 판단해서 행동을 결정하는 일은 이제 불가능하다. 때문에 가까운 사람을 공격하는 것이 사태를 더욱 복잡하게 하고, 그로 인해 자신이 오히려 궁지에 몰릴 것이라는 생각은 하지 못한다. 물론 그러한 행위를 삼가는 분별력 역시 남아 있지 않다.

격렬하게 공격하는 강한 에너지는 과거 그들의 삶을 지탱하던 본질이기도 하다. 이 에너지로 망상은 쉽게 공격적인 행동으로 연결된다. 게다가 새롭게 발생한 생활의 불안은 공격적 언행을 강화시켜 악순환을 일으킨다. 도둑망상은 의존할 대상을 오히려 멀어지게 해서 그들을 더욱 궁지로 몰아넣기 때문이다. 이러한 과정으로 망상은 결국 현실이 된다. 이 현실이 망상을 강화시키면서 악순환은 끝없이 계속된다.

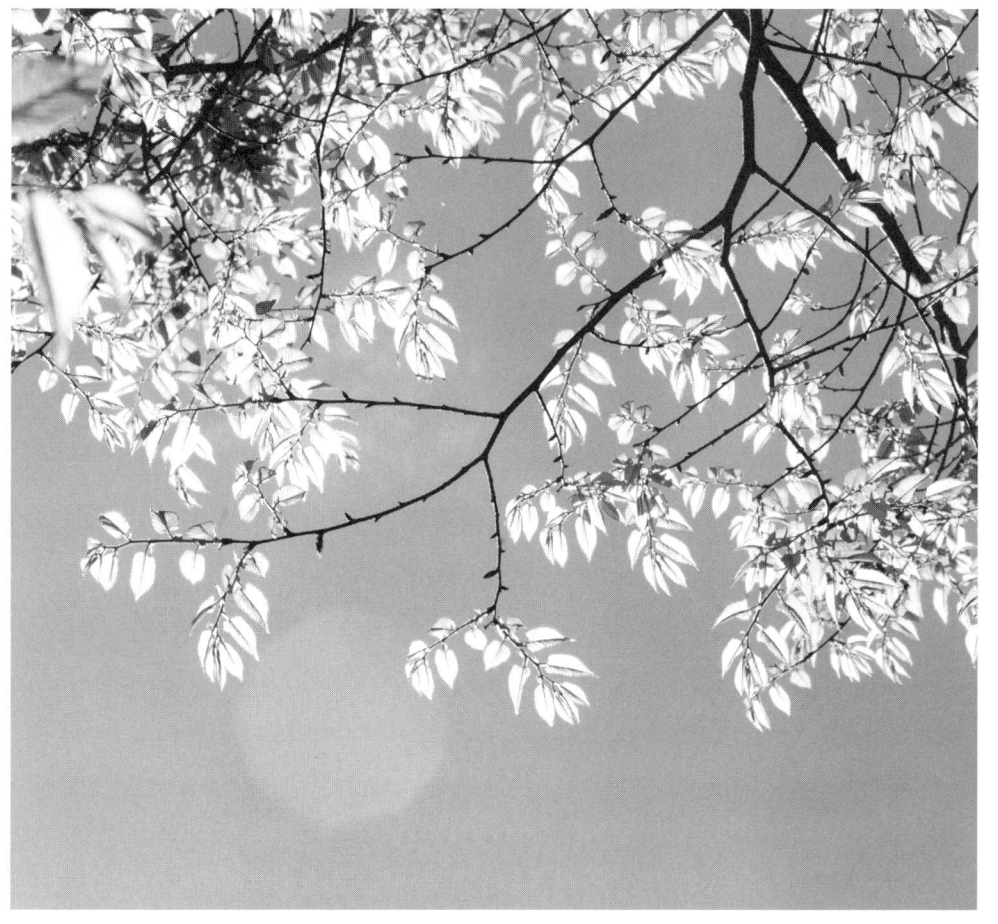

5장
치매 케어의 현장

몸과 마음을 함께

치료만으로는 부족하다

치매가 있는 사람들에게 의학이 해야 할 과제는 많다. 그중에서도 가장 대표적인 것이 진단이다. 물론 여기에는 치매가 있다는 판정만이 아니라 치매증상을 일으키는 질환을 찾아내고, 치료 가능하다면 의학적으로 처치하는 일까지 포함된다. 또한 CT 촬영 등으로 뇌 위축(뇌세포가 줄어들어 뇌의 실질 용량이 감소되는 현상) 상태를 체크하고, 많은 사람이 합병증을 안고 있으므로 이에 대한 진단과 치료도 실시해야 한다.

그러나 의학이 할 수 있는 데는 한계가 있다. 예를 들어 알츠하이머병의 중핵증상에 대한 약물요법은 이제 막 시작되었고, 그 효과는 일부에 한해서 치매의 진행을 조금 늦출 수 있다는 정도다.

또한 의학적인 대응만으로는 생활하면서 직면하는 불편함을 해결할 수 없다. 여기에는 케어(care)*가 필요하다. 따라서 이 장에서는 치매 케어를 중심으로 이야기를 풀어나가고자 한다.

마음과 몸 그리고 생활

'치매 케어'는 그 범위가 상당히 넓다. 그것을 설명하는 데만도 책 한 권이 필요할 것이다. 그러나 지금까지 이 책에서 이야기한 것은 전부 치매 케어 현장에서 보고 느꼈던 것들이다. 따라서 치매 케어의 방법이나 기술과 연관된 부분이 반드시 있을 것이다. 여기서는 이러한 실례를 바탕으로 치매 케어의 대략적인 그림을 그려보고자 한다.

단, 그 전에 한 가지 알아두어야 할 것이 있다. 치매를 앓고 있는 사람의 마음과 몸, 그리고 그들이 생활하는 세계는 서로 긴밀하게 영향을 주고받는다는 것이다.

늙어가는 사람들, 특히 치매를 앓는 사람들에게는 마음·몸·생활 영역을 뒤흔드는 사건이 쉽게 일어난다. 이로 인해 위기가 발생한다. 하지만 그들이 안고 있는 문제는 이것만이 아니다. 더 큰 문제는 마음·몸·생활 영역에서 발생한 문제가 다른 영역으로 쉽게 확산된다는 것이다.

물론 이것은 노인이나 치매를 앓는 사람들의 경우에만 해당되는 것은 아닐 것이다. 사실 마음과 몸, 생활은 따로 떨어져 있는 것이 아니다. 오히려 이 영역에 공통으로 존재하는 '나'를 내가 살고 있다고 할 수 있다.

*여기서 말하는 케어란 단순 간병에서 심리적 간호까지를 포함하는 것으로 경우에 따라서는 사회복지 자원까지 동원하여 정신적, 신체적, 사회적으로 원조하는 행위라 할 수 있다. '케어'는 문맥에 따라 간호, 간병, 수발 등으로 표현할 수 있지만, 이 장에서는 이 모든 것을 포함하는 의미로 '케어'라는 말을 그대로 사용하고자 한다. - 역자 주

하지만 그래도 젊었을 때는 '몸은 힘들지만 정신력으로 극복해보자!'라고 생각하거나, '마음은 내키지 않지만 일단 움직여보자'라고 생각하는 것이 충분히 가능했다. 마음이 맞지 않는 상사를 만났을 때도 내가 할 일만은 확실히 해내자며 기분을 전환할 수도 있었다. 하지만 나이를 먹으면, 특히 치매라는 병을 갖게 되면 그것이 힘들어진다.

마음이 불안정하면 그로 인해 몸에도 문제가 쉽게 일어난다. 예를 들어 불안이 불면증을 낳고 불면증이 몸의 기력을 떨어뜨려 쉽게 넘어지고 골절을 일으키기도 한다. 또는 우울증세로 물을 마시는 것도 귀찮아져 탈수증세가 생기고, 그 결과 뇌경색을 일으키는 경우도 있다.

반대로 신체적인 문제가 마음에 크게 영향을 미치기도 한다. 몸 상태가 좋지 않으면 기분까지 가라앉게 마련이다. 더욱이 나이가 들면 몸 상태가 원래대로 회복되기 힘들고 악화일로를 걷는 경우도 드물지 않다. 어떤 이들은 마음이 건강하면 늙지 않는다고 말하지만, 이것은 늙는다는 것이 냉엄한 현실이라는 데 무관심한 사람들의 주장이다. 싫든 좋든 우리 몸을 부자유스럽게 얽어매고 그로 인해 할 수 없는 일들이 서서히 늘어가는 것이 늙는다는 것이다. 이처럼 가차 없고 냉엄한 현실을 마음가짐 하나로 극복하라니, 이 얼마나 오만한 태도인가.

또한 생활 속의 작은 변화가 그들의 몸과 마음에 큰 변화를 가져오기도 한다. 오랜만에 손자손녀들이 찾아와 시끌벅적하게 놀다 가면 피곤에 지쳐서, 또는 쓸쓸함이 복받쳐서 드러눕게 되는 경우가 있다. 같이 살고 있는 가족에게 큰 풍파가 닥치면 노인들에게 제일 먼저 여파가 미친다. 마찬가지로 케어 스태프 사이에 문제가 생기면 즉각 이용자들에게 영향이 미친다. 반대로 소규모 그룹 홈으로 옮기면 대규모 시설에서는 심각했던 행동장애가 거짓말처럼 바로 사라지는 경우도 있다.

고령자가 병을 얻어 마음이 불안정해지고 그 결과 행동에도 어떤 변화가 찾아오면, 가족 전체가 흔들린다. 특히 자택에서 직접 환자를 돌보는 사람은 24시간 내내 몸도 마음도 쉬지 못하고 신경을 곤두세워야 할 때도 있다.

마음의 세계에서 발생한 것이 몸에 엄청난 영향을 주고, 몸에 나타난 문제가 마음의 상태를 바꾼다. 또한 생활 속에서 일어난 변화가 치매를 앓는 사람의 몸과 마음에 직접적인 변화를 가져온다. 반대로 치매를 앓는 사람은 가족들의 생활 전체를 크게 뒤흔든다. 따라서 치매를 앓는 사람들의 불안정한 상태는 마음·몸·생활 어느 한쪽 영역에 나타나는 것이 아니라 이들 모두를 포함하는 삶 전체에 영향을 미친다고 할 수 있다.

만약 마음의 세계에서 발생한 문제가 마음만으로 해결되고, 몸에 나타난 문제가 몸의 차원에서 대응 가능하며, 생활이 변하더라도 그로 인한 여파가 최소한이 되도록 여러 가지 완충제나 방어벽을 스스로 만들 수 있다면, 노년기의 불안은 이 정도로 큰 문제가 되지는 않을 것이다.

그러나 현실은 마음·몸·생활 어느 한 영역에서 발생한 아주 작은 문제가 다른 영역에도 영향을 미쳐 결과적으로 마음·몸·생활 전체를 뒤흔드는 심각한 사태에까지 이르게 된다.

노년의 상처와 상실

이런 사례가 있었다.

Y씨는 85세의 여성으로 자영업을 하는 남편을 도와 생활했다. 그러다가 남편이 치매에 걸려 3년 전부터 남편을 돌보게 되었다. 그 무렵부터 남편은 '옆집 사람이 우리 집에 몰래 들어와 여러 가지 물건을 훔쳐갔다' '옥상에 사람이 있다' '나를 감전사시키려는 사람이 있다'는 말을 하면서 때때로 경찰에까지 호소를 하러 갔다. 결국 남편의 치매가 심각하게 진행되고 더 이상 Y씨의 힘만으로는 남편을 돌볼 수 없어 내가 근무하는 시설로 부부가 함께 입소하게 되었다. 초진 결과 이때 이미 Y씨에게도 아주 가볍기는 하지만 치매 증상이 나타나고 있었다.

Y씨는 입소 초기에는 하루 종일 남편의 곁을 지키며 남편을 보살폈다. 하지만 서서히 남편과의 거리가 생기면서 남편을 돌보는 일은 케어스태프가 맡게 되었다. 입소 8개월 뒤 폐렴을 반복적으로 일으키던 남편이 94세의 나이로 세상을 떠났다. 물론 Y씨는 남편의 임종을 지켰다. "나이를 그만큼 먹었으니…"라는 담담한 반응을 보였고 장례식 또한 당차게 치러냈다.

하지만 점차 기운을 잃어갔고, 49제가 끝날 무렵부터는 '죽고 싶다'는 말을 꺼내더니 서서히 이야기에 두서가 없어지기 시작했다. 단편적으로 망상에 가까운 표현을 하기도 했지만 묻는 말에는 대부분 대답도 하지 않고 침대 주변의 물건만 주물럭거렸다. 또한 옷을 입고 벗을 때나 목욕할 때는 도움을 요청했으며 실금증상도 나타났다. 망상 상태라고도, 섬망이라고도, 치매의 진행이라고도 판별하기 힘든 상태였다. 그러나 약 6주 만에 거의 원상태로 회복되었고 얼굴에는 웃음이 다시 돌아왔다.

이러한 예는 고령자를 치료하다보면 셀 수도 없이 많이 목격한다. 원래 인생이란 경험한 적이 없는 과제를 끊임없이 해결하며 고비를 넘어야만 하는 고난의 연속일지도 모른다. 사실 상실이라는 사태와 애도 작업(Trauer arbeit, 프로이트의 심리학 용어로, 애정의 대상을 상실하는 데서 오는 슬픔과 괴로움을 겪으면서 회복해가는 과정)은 어떤 나이에도 존재한다. 그러나 노년기에 특별히 문제가 되는 것은 적응력이 많이 쇠약해진 시기이기 때문이다.

더욱이 이러한 사태는 마음·몸·생활 어느 영역에서나 무작위로 발생해 서로 영향을 주고받으며 상승효과를 내기 때문에 해결하기가 더더욱 힘들다.

엄마가 아이의 상태를 알아채듯이

지금까지 이야기한 것을 근거로 생각해보면, 치매 케어에서 중요한 것은 마음·몸·생활 모든 영역에 골고루 주의를 기울이는 것임을 알 수 있다.

사실 이 책에서 중점적으로 다룬 것은 치매를 살아가는 사람들의 심리 상태, 즉 마음에 대한 것이었다. 그러나 케어 현장에서는 몸을 주의 깊게 살피는 것이 아주 중요하다. 이것은 단순히 의사가 진찰이나 검사로 신체 질환을 체크하는 것만 의미하는 것이 아니라 '어딘지 모르게 환자의 분위기가 평소와 다르다'는 것까지 파악할 수 있어야 한다는 말이다. 나는 이것을 '몸의 표정을 읽는다'고 표현한다. 아이의 몸 상태가 나쁜 것을 엄마가 즉시 알아채는 것도 이와 같은 맥락이다.

예를 들어 아침에 교대할 때 야근 스태프의 전달 사항은 이런 형식이다.

'오늘 K씨는 왠지 기운이 없음. 식사는 깨끗이 비웠지만 평소 모습과 어딘가 다르며 생기도 없어 보임. 주의를 기울여 주시기 바랍니다.'

점심쯤에 갑자기 열이 나기도 하며, 무열성폐렴(고령자에게 때때로 보이는 폐렴으로 발열증상이 나타나지 않아 모르고 지나가는 경우가 많다. 하지만 치료 시기를 놓치면 생명이 위험할 수도 있다)이나 작은 뇌경색, 경막하혈종(경막 하부에 혈액이 고여 있는 상태)이 생기기도 한다.

치료나 케어를 담당하는 사람은 환자의 생활 또한 파악할 수 있어야 한다. 환자가 집에서 생활할 경우에는 환자를 돌보는 가족의 심신 상태에도 주의를 기울인다. 가족들의 몸과 마음이 지쳐 있는데 치매를 앓는 사람이 활기가 넘치거나 건강한 경우는 없기 때문이다.

기적과도 같은 변화

치매를 앓는 사람들의 마음·몸·생활 영역은 서로를 구분 짓는 벽이 낮아 쉽게 영향을 주고받는다. 따라서 치매 케어에는 폭넓은 주의가 요구된다. 그렇다면 케어는 어느 범위까지 이루어질 수 있을까?

중핵증상, 주변증상의 발생과정을 생각해보면 뇌장애는 케어로 개선될 수 없으므로 뇌장애가 직접 드러나는 중핵증상에는 케어가 별반 효과가 없다. 그러나 주변증상은 생활 속에서 발생하는 증상이므로 생활을 개선하거나 케어를 통해 나을 수 있을 것이다.

"치매는 나을 수 없죠?"라는 질문을 종종 받는다. 그러나 이 질문에는 중핵증상과 주변증상이 구별되지 않고 둘 다 포함되어 있는 경우가 많다. 따라서 "건망증을 고치기는 어렵지만 '도둑맞았다'고 주장하는 행위는 반드시 고칠 수 있습니다" "방향감각장애는 낫지 않을지 모르지만 배회하는 행동은 어느 정도 호전될 수 있습니다"와 같이 중핵증상과 주변증상을 나눠서 이야기해주는 것만으로도 가족들은 상당히 안심한다.

중핵증상도 케어가 전혀 효과 없는 것은 아니다. 중핵증상은 뇌장애가 직접 나타나는 것으로, 뇌장애 자체를 개선할 방법이 발견되지 않는 이상 현대의학으로는 근본적인 치료가 불가능하다. 그러나 중핵증상에는 폐용증후군(廢用症候群)이라고 생각되는 부분이 상당수 포함되어 있다. 폐용증후군이란 사용하지 않는 근육이 위축되는 것처럼 평소에 사용하지 않는 기능이 아주 심하게 떨어지는 것을 말한다. 치매의 경우는 이 폐용증후군이 인지 영역이나 감정 영역에서 일어나는데, 원래 갖고 있는 병 때문에 생기는 장애보다 더 심하게 지적 기능이 감퇴하거나 감정 반응이 무뎌진다.

하지만 이들 기능은 다시 활발하게 사용하면 개선된다. 혼자 살면서 이웃과의 왕래도 없이 집에 틀어박혀 생활하던 사람이 데이케어를 이용하고 몇 주일 만에 호전되는 경우가 있다. 전에는 기억하지 못했던 자신의 나이나 생년월일을 정확히 말하고 표정도 풍부해진다. 몸이 민첩해져서 활발하게 움직이고 생활습관이 다시 돌아온다. 이러한 변화는 때때로 기적과도 같아 그 모습을 보는 것만으로도 황홀할 정도다.

치매를 앓는 사람들이 놓여 있는 현실을 생각하면, 누구나 이러한 폐용증후군을 안고 있다고 할 수 있다. 대부분 불안해하지 않고 자신의 생각을 행동으로 옮길 수 있는 생활과는 거리가 먼 삶을 살고 있기 때문이다. 케어는 이러한 곳까지 이루어져야 한다.

몸과 마음을 모두 살핀다

치매 케어에 있어서 내가 유념해온 것은 크게 두 가지로 정리할 수 있다. 먼저 병을 병으로 정확히 인식하는 것이다. 이를 위해서는 치매라는 장애 상태를 명확히 파악하고, 생활 속에서 그들이 안고 있는 불편이 어떤 것인지 알아야 한다. 그리고 그들이 할 수 없는 일은 요구하지 않고 할 수 있을 법한 일은 빼앗지 않는다는 마음가짐이 필요하다. 이것은 객관적, 의학적으로 이치에 맞는 케어를 한다는 의미다.

그러나 치매 케어는 이것만으로는 부족하다. 치매를 살아가는 한 사람 한 사람의 마음에 가까이 다가가 그들의 인생을 그대로 들여다볼 수 있어야 한다. 이를 위해서 나는 그들의 현재 생활 상태를 파악하고, 기회가 있을 때마다 그들이 살아온 이야기를 들을 수 있도록 관계를 돈독히 하고자 노력해왔다.

이 두 가지 관점을 종합하는 것이 치매 케어의 기본이다. 첫 번째 관점에 너무 기울면 마음이 빠져 있는 케어가 되고, 두 번째 관점에 너무 기울면 의지뿐인 케어로 전락해 때때로 중대한 몸의 변화를 놓치는 실수를 범하게 된다.

도둑망상이 해결되는 장면

케어가 필요할 때

여기서부터는 치매 케어 중에서 특히 주변증상에 대한 케어에 대해 구체적으로 알아보고자 한다. 이를 위해 초기치매에서 볼 수 있는 도둑망상을 대표 사례로 선택했다.

우선 케어가 필요할 때는 어떤 경우일까?

도둑망상은 위기에 빠진 치매환자가 간신히 붙잡은 새로운 삶의 방식이라고 설명했다. 그러나 이 새로운 삶의 방식으로 생활이 더욱더 불안해진다. 주변과의 알력, 고립이 결정적인 타격을 주는 것이다.

특히 도둑망상이 가장 가까운 사람(그들을 돌보는 가족이나 간병인)에 대한 공격성으로 표현될 때, 생활의 불안정은 극한에 이른다. 이제는 더이상 '나이 탓'이라고만은 할 수 없다. 케어가 필요한 경우는 바로 이런 때다.

저마다의 스토리를 읽는다

도둑망상은 단순한 치매증상이 아니다. 궁지에 몰린 이의 필사적인 표현이며 그들이 선택한 삶의 방식이다. 따라서 이것을 이해하려면 망상에 이르기까지의 스토리를 이해하지 않으면 안 된다.

'스토리를 읽는다'는 말은 정신분석의학자 도이 다케오의 표현으로, 그는 그 의미를 다음과 같이 설명하고 있다.

"스토리를 읽는다는 것은 특정인물이나 사건에 대해 시간의 경과 순으로 이야기를 정리해서 파악하는 것으로, 의사나 상담사는 환자의 이야기를 들을 때 이것에 유념해야 한다. 환자는 조리 있게 이야기하거나 시간의 전후관계를 생각하며 이야기하는 것이 아니다. 따라서 상담할 때는 그들에게 들은 이야기를 시간 순으로 다시 배열해서 스토리로 구성해야 한다. 또한 환자는 일상생활 속에서는 쉽게 입에 담지 않는 개인적인 비밀까지도 이야기해준다. 이럴 경우 환자는 작중인물이 되고, 스토리를 읽으며 이야기를 듣고 있는 의사나 상담사는 소설의 독자가 되는 것이다."

마찬가지로 나 또한 도둑망상에 이르게 된 '스토리'를 읽어냄으로써 그들을 이해하는 실마리를 찾고, 그것을 통해 마음을 헤아리는 케어를 하고 싶다고 생각해왔다. 예를 들어 '남은 잘 보살펴주지만 남에게 보살핌을 받는 것은 서툴다' '오랫동안 독불장군 노릇을 해왔고 지금도 그렇게 해야 직성이 풀린다' '의지할 곳 없어 불안해하고 있지만 누군가를 의지하는 것은 부끄럽게 여긴다' 같은 성격 유형은 '스토리'를 읽을 목적으로 가족이나 가까운 사람들과 이야기를 나누던 중 자연스럽게 파악된 것이다. 이러한 성격 특징에 대해 환자를 잘 아는 사람들도 크게 수긍했다.

도둑망상을 갖고 있는 사람들은 어느 정도 허물이 없어지면 마치 기다렸다는 듯이 자신의 과거나 현재의 생활 상태를 봇물 터뜨리듯 쏟아낸다. 때로는 가족들조차 몰랐던 옛날이야기를 꺼내서 온 가족들이 놀라거나, 그때까지 살벌했던 분위기가 순식간에 녹는 경우도 있다. 이런 식으로 그들의 마음속 풍경이 조금씩 보이기 시작한다.

서두르지 않고 시간을 들여서 그들이 반복하고 또 반복하는 이야기를 정성껏 듣는다. 지나치게 유도하거나 억지로 시간 순서를 바르게 잡으려 하지 말고 자연스럽게 듣는 것이 좋다. 대부분 자신의 의지가 아니라 누군가의 손에 끌려 우리 앞에 오게 된 이들은 이러한 작업을 통해 비로소 이야기하는 주체가 된다. 그들은 긴 인생을 걸어서 '지금 이곳'에 와 있다. 그리고 드디어 존재감을 갖기 시작한다. 이러한 과정을 통해 '긍지를 갖고 살아온 과거'를 다시 살아가는 것이다.

그들의 단편적인 이야기를 스토리로 읽을 수 있게 되면(가족들의 정보와도 맞춰보면 도움이 될 것이다), 치매의 증상으로 보였던 것이 그 사람다운 표현으로 보인다. 귀신같은 얼굴을 한 이들이 지금 고독과 의지할 곳 없는 불안에 떨며 눈앞에 서 있다.

마음이 통하고 관계가 변한다

이렇게 발견된 스토리가 과연 진실한지 의문을 가지는 사람도 있을 것이다. 그러나 우리는 정확한 전기를 쓰기 위해 자료를 모으고 있는 것이 아니다. 치매가 있는 사람들의 마음을 알기 위한 그림을 손에 넣고 싶을 뿐이다. 따라서 스토리의 진위를 묻는 것보다 스토리를 완성하는 공동 작업에 의미가 있다. 그 스토리로 인해 관계 속에 따스함이 만들어지는지 아닌지가 관건이다.

도둑망상이 있는 사람, 환자를 돌보는 가족 그리고 관계를 맺고 있는 사람들과 함께 이야기를 엮어간다. 이 과정에서 서로의 생각은 현재와 과거를 왕복하면서 때로는 엇갈리고 때로는 교차하면서 부딪히기도 한다. 드디어 스토리가 완성된다. 이 스토리는 하나하나가 특유의 색채를 가지고 있다. 이 공동작업 자체로 서로의 마음이 통하고 그때까지의 어색하거나 험악했던 관계가 변화한다.

이와 같은 과정으로 수많은 이야기가 완성되는 것을 지켜보다 보면 어렴풋하기는 하지만 도둑망상을 갖고 있는 사람들의 공통된 이야기가 보이기 시작한다. 이것이 3장에 기록된 스토리들이다. 그러나 도둑망상을 가진 사람 모두가 그런 스토리를 가지고 있는 것은 아니다. 그것은 새로운 이야기를 엮어내기 위한 단순한 지표일 뿐이다.

책임소재를 추궁하지 않는다

케어를 시작할 때 가장 먼저 해야 할 일은 책임소재를 따지지 않는 것이다. "네가 훔쳤지!" "아니, 너야! 네가 잃어버렸어!" 이런 식의 책임소재를 둘러싼 치열한 다툼은 생활을 크게 뒤흔들기 때문이다.

그들 사이의 얽히고설킨 실타래를 풀기 위해서는 가정이라는 닫힌 공간만으로는 역부족이다. 오히려 닫힌 곳을 개방해서 책임소재를 추궁하지도 추궁 당하지도 않는 곳으로 이끌어내어야 한다.

예를 들어 데이케어 서비스를 받도록 해보자. 얼마 안 있어 데이케어 시설 안에서는 망상에 근거한 호소가 사라지거나 적어도 개선될 것이다. 그들은 집에서 가져온 과자를 모두에게 나눠주기도 한다. 거기에는 "내 과자를 네가 먹었지!"라며 며느리를 추궁하던 사람은 존재하지 않는다. 이런 모습을 보고 있으면 결코 구두쇠가 아님을 알게 된다.

또한 다른 사람들을 여러모로 잘 보살펴준다. 이럴 때 그들의 표정은 빛나고 있다. 그런 사람들은 원래 남을 잘 돌봐주는 성격으로 언제나 그런 역할을 하며 살아왔다. 그런데 집에서는 책임질 역할이 사라진 것이다.

이러한 변화와 더불어 집에서도 망상에 근거한 호소가 줄어드는 경우가 많다. 하지만 반대로 집에서는 변화가 전혀 보이지 않는 경우도 있다. 데이케어에서는 그렇게 활기차고 표정도 풍부하던 사람이 집에 돌아오면 태도가 완전히 바뀐다는 이야기에 스태프들이 깜짝 놀라기도 한다. 그래도 데이케어에서 지속적으로 활기찬 시간을 보내게 된다면 집에서도 반드시 좋은 변화가 나타날 것이다.

하지만 자존심이 센 이들에게 데이케어 서비스를 권하는 것은 어려운 일일 것이다. 가족들도 "그건 힘들 거예요. 노인회에서 권했을 때도 노인들밖에 없는 그런 델 왜 가냐고 거절했으니까요. 본인도 여든 살이나 됐으면서 말이죠"라며 곤혹스러워하기도 한다.

실제로 처음 권할 때는 대부분 거절한다. 그러나 면접을 몇 차례 본 후 데이케어 시설을 견학하면(서로 마음이 잘 통할 때는 첫 번째 면접을 보고 바로 견학하는 경우도 있다) 얼굴에 서서히 웃음이 번지다가 함께 노래를 부르거나 게임에 참가한다. 때로는 다른 노인들이 요리나 뜨개질하는 것을 답답하다는 듯이 쳐다보다가 "이렇게 해야죠!" 하면서 지도를 하는 사람들도 있다. 다음날부터 결석 한 번 하지 않고 열심히 출석한다.

스태프는 물론 데이케어 시스템에 함께 참가하고 있는 노인들이 이러한 계기를 만들어주는 경우가 많다. 한 노인이 "거기에 앉아만 있지 말고 여기 와서 좀 도와줘요"라고 거침없이 신참에게 말을 걸면 신참도 기쁘게 응한다. 끌어들이는 방식이 너무나 훌륭해서 보다 보면 나도 모르게 감탄하고 감사하게 된다.

환자가 며칠간 단기 시설에서 지내기를 가족이 원하는 경우가 있다. 그러나 본인에게 그 말을 꺼내기란 여간 어려운 일이 아니다. 하지만 이럴 때도 정작 가족들과 스태프가 다 같이 권하면 의외로 간단히 받아들인다. 그들은 외로움과 의지할 곳 없는 불안 속에서 '누구의 도움도 받지 않는다'고 단호히 거절하면서도 한편으로는 절박한 심정으로 도움을 구하고 있는 것이다.

상실감을 받아들이다

지금까지 여러 차례 반복해서 설명한 바와 같이 도둑망상이 있는 사람들은 상실감과 공격성, 의존 욕구와 의존 거부라는 상반된 두 가지 감정을 가지고 있다. 따라서 케어는 '망상을 만들어낼 수밖에 없는 상실감을 어떻게 메우고 공격성에 어떻게 대응할 것인가'라고 할 수 있다.

두 감정 중에서 상실감에 먼저 초점을 맞춘다. 심리상태를 생각하면 공격성 이전에, 또는 표면에 드러나는 공격성의 근원에 상실감이 존재하기 때문이다. 망상이나 공격성에 어떻게 대응하느냐가 아니라 의지할 곳 없는 불안과 고독에 어떻게 다가갈지를 먼저 생각한다. '망상에 대한 대응'을 생각하면 너무 막연해서 답이 떠오르지 않고, '공격성에 대한 대응'을 생각하면 억누르는 데만 초점을 맞춰 무리한 방법을 쓰기 십상이다.

상실감에 가까이 다가가는 방법은 의외로 명확하다. 상실감은 익숙한 장소, 익숙한 관계, 익숙한 자신을 잃어버린 데서 발생한다. 따라서 잃어버린 장소가 새롭게 익숙해진 장소로, 잃어버린 관계가 마음이 편안해질 수 있는 새로운 관계로 바뀌면 된다. 그리고 새로운 상황에 맞는 삶의 방식을 함께 찾아간다.

그들이 잃어버렸고 지금도 계속 잃어가고 있는 것들은 그들에게 너무나 크고 깊은 존재였을 것이다. 따라서 그것을 보충하거나 대신한다는 것은 결코 쉬운 일이 아니다. 그러나 그저 약간의 배려가 마음을 따뜻하게 해주는 것도 사실이다. 어머니의 치매로 아수라장이 된 집에서 도망가기만 했던 아들이 일요일마다 어머니와 함께 드라이브도 하고 함께 식사도 하게 되었다. 그러자 그것만으로 어머니의 망상이 눈에 띄게 개선된 예가 있었다. 아들과 어머니가 외출하는 동안 망상대상이 된 탓에 완전히 지쳐 있던 며느리는 한숨을 돌릴 수 있었다. 이로 인해 간병인인 며느리에게 여유가 생긴 것도 사태를 호전시키는 데 도움이 되었을 것이다.

공격성을 받아들이다

앞에서는 먼저 상실감부터 받아들여야 한다고 이야기했다. 하지만 공격성과 상실감은 근원이 같기 때문에 공격성에 대한 케어라고 해도 특별히 새로운 것은 없다.

단, 격렬한 공격성을 가족 중 한 사람이 전부 받아들여야 한다는 것은 너무나 가혹한 일이다. 따라서 어떤 형태로든 제3자나 전문 스태프의 관여가 필요하다. 그들 또한 가족(며느리)보다는 케어를 직업으로 하는 사람들이 보살펴주는 것을 쉽게 받아들인다. 그들의 성향을 생각해볼 때 대부분 역할이나 지위에 집착하는 사람들이므로 며느리가 자신을 보살펴주는 데 아무래도 거부감을 느끼기 때문이다.

이미 어떻게도 할 수 없는 '의존하고 의존 받는' 관계에서 그 일부를 '케어를 받고 케어를 제공하는' 역할·권리 관계로 바꾸어나가는 것이다. 케어는 결국 인간과 인간의 관계다. 하지만 거기에 계약이라는 관계를 도입함으로써 오히려 극복할 수 있는 과제도 있다. 물론 그러한 관계에서는 책임소재를 묻지 않는 것이 케어에 성공하는 필수조건이다.

반대로 말하면 관계에 대한 배려 없이 대응할 경우 상황이 악화되는 경우가 많다. 예를 들어 정신과의 외래치료만으로 대응할 때는 제대로 성과가 나타나지 않아 결국 향정신의약품에 의존하게 되고 그로 인해 부작용으로 사태가 악화되는 것이다.

관심과 사랑은 남는다

치매 케어에서 중요한 것은 꾸준히 관여하는 것이다. 늙어가는 과정,

치매가 진행되는 과정은 지속적이므로 그때그때 상황에 맞는 삶의 방식을 계속 찾아나가야 한다. 기억장애가 있는 대상에 대해서도 마찬가지다. 예를 들어 함께 드라이브한 것을 그 다음날에는 기억하지 못할지도 모른다. 따라서 그때그때 상황에 맞게, 그러면서도 꾸준히 관여하도록 한다. 중요한 것은 이렇게 지속적으로 관여하면 그들 마음에 틀림없이 축적된다는 점이다.

'어차피 잊어버릴 테니 무엇을 하든 소용없다'고 성과에 대해 의심하는 가족들에게는, 기억은 사라져도 그들에 대한 관심과 사랑은 반드시 마음속에 남게 된다고 이야기한다. 치매란 그런 병이다.

기억장애가 있든 방향감각장애가 생기든 감정 영역은 보기만큼 심각하게 손상되지는 않는다. 따라서 상황에 맞춰 적당히 대답해 그들을 속인다 해도 성의 없고 마음이 담겨 있지 않은 대응은 반드시, 그것도 즉시 악영향을 미친다. 그럴 경우 주변증상이 급격히 변하거나 치매가 자연스럽지 않은 형태로 진행되기도 한다.

한편 그들과 유대관계를 맺는 데 있어서 가장 중요한 조건은 분위기다. 데이케어처럼 같은 상황에 있는 노인들이 모인 곳은 다른 어떤 곳보다 마음을 편안하게 해준다. 이러한 분위기가 모든 관계의 긍정적인 기반이 된다.

새롭게 참여하는 사람이 갖고 있는 불안은 그 집단을 일시적으로 불안정하게 만든다. 하지만 어느새 집단의 안정이 개인의 불안을 흡수해서 집단은 마치 아무 일도 없었던 것처럼 원래의 편안하고 활기찬 장소로 되돌아온다.

이러한 집단은 마치 살아 있는 생물체처럼 성장하고 변화하면서 발전해간다. 그러나 집단을 이끌던 리더가 어떤 이유로 이탈하게 되면 집단이 붕괴되는 경우도 있다. 이럴 때는 새로운 집단의 형성을 위해 우리(케어에 관여하는 사람들)가 여러 가지로 도움을 주어야 한다.

안심하고 살 수 있는 사회를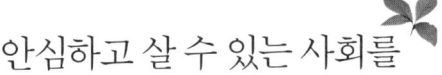

에너지가 넘치면 증상도 심하다

지금부터는 주변증상 전반에 대한 케어 방향을 그려보기로 하자.

앞에서 〈그림 1-2〉는 주변증상이 발생하는 과정을 뇌장애, 중핵증상과의 관계로 나타낸 것이다. 〈그림 5-1〉은 그것을 치매 케어의 입장에서 나타낸 것이다. '자신이 하고 싶은 것'과 '현실적으로 할 수 있는 것'은 차이가 있다. '자신은 이러이러하다' 또는 '이렇게 되고 싶다'는 생각과 '현실의 자신' 사이에도 괴리가 존재한다. '작년까지는 잘했으니까 올해도 문제없어' '훌륭한 어머니였으니까 지금도 그럴 거야'라는 주변의 기대와 현실의 내 모습도 일치하지 않는다.

물론 인간은 누구나 이러한 차이(괴리)를 안고 살아간다. 차이는 인간을 앞으로 밀어주는 힘이기도 하므로, 차이가 있다는 것이 반드시 나쁜 것은 아니다. 차이가 지나치게 커져서 생활에 지장이 생길 경우, 그

때마다 우리는 사고나 삶의 방식을 상황에 맞게 수정하면서 앞으로 나아간다.

하지만 치매를 앓는다는 것은 여러 가지 차이를 깨닫고 차이를 극복하거나 수정하는 힘을 잃는다는 것이다. 그 결과 차이(괴리)가 지나치게 커져서 결국 주변증상을 일으킨다.

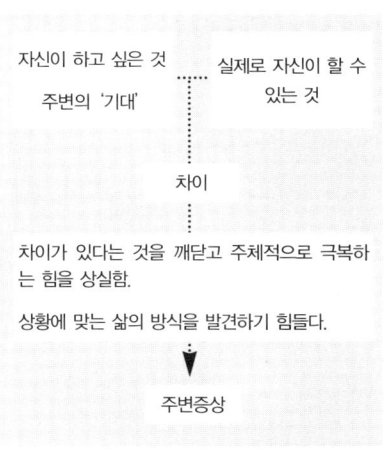

〈그림 5-1〉 주변증상이 발생되는 과정

한편 주변증상은 사람의 기질에 따라 그 정도가 달라진다. 예를 들어 '오늘 날씨 좋은데? 밖에 나가면 안 된다는 말을 들었지만 그래도 꼭 걷고 싶어' 이렇게 생각하는 사람이 배회행동을 하게 된다. '주방에 들어가면 안 된다는 말을 들은 것 같지만, 식사를 준비하는 건 누구에게도 양보할 수 없는 내 일이야'라고 생각하는 사람이 불 단속을 잘못해서 화재를 일으킨다. 달리 말해 에너지가 넘치는 사람에게 주변증상이 심하게 나타나는 것이다. 이것은 그들이 살아 있다는 증거이기도 하지만, 한편으로는 그로 인해 생활상의 문제도 늘어난다.

반대로 마치 그림자처럼 조용히 살아온 사람, 즉 에너지가 부족한 사람은 '하고 싶은 것'을 하려는 의지가 없다. 예를 들어 길을 잃은 일 때문에 가족들에게 심한 소리를 들으면 의욕이 한층 더 떨어져 아예 방에 틀어박혀 버린다.

이런 사람은 더 이상 길을 잃을 일은 없다. 하지만 이러한 생활은 현실과 맞서 싸우는 용기를 앗아간다. 그리고 세상을 향해 자신을 열고 밖으로 나아가고자 하는 힘도 약화시킨다. 우리가 인지를 하고 감정을 가지는 것은 이러한 현실과 세상에 대한 지향성(志向性)이 존재하기 때문이다. 따라서 지향성이 약해지면 당연히 인지하거나 감정을 갖는 기능도 떨어진다. 즉 치매가 심각해지는 것이다.

"지금 그대로도 좋아요"
괴리나 차이가 주변증상을 일으키는 원인이라면 이것을 없애면 주변증상도 사라지거나 약화될 것이다. 하지만 무엇인가를 하고 싶은 마음을 없애고 에너지를 억제시키면 주변증상은 사라지겠지만, 살아가는 데 필요한 힘은 약해진다. 따라서 치매는 병의 자연스러운 진행 과정을 벗어나 더욱 심각해진다.

예를 들어 정신안정제나 수면제를 대량 투여하면 과진정(過鎭靜, 향정신의약품에 의해 일어나는 부작용 중 하나로, 주의력이 떨어지고 학습능력이나 기억력 등의 인지기능이 저하된다) 상태가 된다. 그 결과 확실히 주변증상은 사라지지만 대신 웃음을 잃고 분노의 표정조차 읽을 수 없는 허수아비 같은 노인만 남는다. 이러한 대응은 치료라고 부를 수 없다. 주변증상의 의미는 생각지도 않고 행동을 제한하거나 신체를 구속하고 난폭한 말로 대응하는 케어 역시 마찬가지다.

지금까지 이야기한 것은 망상, 배회행동, 공격성 같은 양성증상(누가 봐도 명백하게 장애가 있는 것으로 느껴지는 증상)에 대한 케어였다. 그런데 오랫동안 치매 케어 일을 하면서 느낀 것은, 치매라는 병이 살아가는 데 필요한 에너지를 서서히 없애간다는 사실이야말로 치매 케어의 가장 곤란한 문제라는 점이다. 의욕 저하, 우울증, 게으름 같은 음성 증상에 대응하는 것이 치매의 케어, 특히 치매 중기에서 말기에 걸친 케어에서는 가장 심각한 문제가 된다.

따라서 치매 케어에서 중요한 것은 그들의 마음을 세밀하게 파악하면서, 동시에 살아가는 데 필요한 에너지를 없애지 않도록 마음을 쓰는 것이다. 다른 식으로 표현하자면, 너무 큰 괴리는 혼란을 야기하지만 괴리가 아예 없으면 생활을 풍요롭게 하는 새로운 움직임 역시 볼 수 없다.

그들의 마음속에 있는 괴리는 소중한 에너지원이기도 하다. 물론 이것은 그들에게만 해당되는 것은 아니다. 괴리는 '분수를 모른다'는 비난을 받게 하기도 하지만 꿈과 희망을 낳는 근원이기도 하다는 것을 우리는 잘 알고 있다.

따라서 지나치게 큰 괴리는 조정되어야겠지만 괴리 그 자체는 지켜주어야 할 것이다.

"그대로도 좋아요. 힘들 때는 우리가 도와줄게요."

우리가 그들에게 해줄 말은 이 한마디다.

이를 위해 어떤 케어를 해야 할 것인지는 여기서 이야기하지 않겠다. 단, 지금까지 나는 치매라는 난치병을 안고 살아가는 사람들에게는 정상인보다 더욱 풍요로운 생활, 더 편안한 인간관계를 제공해야 한다고 생각해왔다.

그러나 실제로 치매에 걸리면 생활은 빈곤해지고 인간관계는 삭막해지거나 험악해지기 쉽다. 어떻게 생각하면 이러한 모습이 인생의 자연스러운 흐름 같기도 하다. 그렇다면 우리가 보고 있는 치매노인의 모습은 상당 부분 인공의 산물일지도 모른다.

전투가 끝나고 고요한 휴식이 찾아오기까지
주변증상을 다른 시점에서 바라보기 위해 여기서 잠깐 보충설명을 하고자 한다.

'장애수용론'이라는 학문영역이 있다. 시한부 인생을 선고받았을 때 인간이 어떠한 심리과정을 겪는지를 연구하는 학문이다. 물론 자식이 장애아임을 알았을 때나 교통사고로 의식장애를 겪은 후 의식을 되찾고 보니 다리가 절단되어 있을 때, 갑자기 목소리나 시력을 잃었을 때와 같은 경우도 연구대상이 된다.

정신과의사인 엘리자베스 퀴블러 로스가 쓴 책 《죽음의 순간 On death and dying》이 이 분야에서 유명한데, 번역된 제목은 약간 오해의 소지가 있다. 죽음에 이르는 과정에서 인간이 어떻게 죽음을 받아들이는지를 서술한 책이기 때문이다. 일본판의 부제인 '죽음을 향해 가는 사람들과의 대화'가 주제라고 할 수 있다. 따라서 터미널케어(현대의학으로는 어쩔 수 없어서 죽음만을 기다리는 환자를 대상으로 하는 간호) 현장에서 많이 읽히고 있다.

퀴블러 로스에 의하면 죽음을 선고받은 사람은 '부정과 격리 → 분노 → 타협 → 우울 → 수용'이라는 단계를 거친다고 한다.

죽음을 통고받은 사람은 우선 엄청난 충격을 받고 망연자실하게 된다. 그리고 "아니야, 그럴 리 없어"라며 부정하거나 자신의 병을 마음 깊숙한 곳에 격리시키고 애써 무시한다.

2단계는 분노의 시기다. "왜 내가?" "왜 저 사람이 아니고 나야?" "신은 없어!"라며 가족이나 주변 사람들에게 화를 내고 원망하며 자신의 운명을 저주한다.

3단계는 타협을 하는 시기다. "열심히 기도하면 병이 나을지도 몰라" "착한 일을 많이 하면 다시 건강해질 거야"라고 생각하거나 "죽는 건 어쩔 수 없지만, 다시 한 번 무대에 서서 노래하고 싶어"라고 소원하는 오페라 가수도 있고, 병상에 누워 "어떻게 해서든 아이들의 결혼식만은 참석하고 싶습니다"라며 기도하는 어머니도 있다.

4단계는 우울의 시기다. 이미 몇 차례나 수술을 받았고 신체 증상 역시 죽음이 가까이 와 있다는 것을 예고하고 있다. 부정도, 격리도, 분노도, 타협도 불가능한 상태에 놓여 있는 것이다. 이처럼 자신이 정말 죽어가고 있다는 것을 깨닫게 되면 심한 우울 상태에 빠지며, 대부분의 사람들은 이 단계에서 죽음을 맞이하게 된다고 한다. 그러나 이 단계를 넘기면 마지막 단계인 수용의 시기에 다다른다. 전투는 끝나고 긴 여정을 마치기 전 고요하고 휴식과도 같은 시간이 찾아오는 것이다.

새로운 삶의 방식 찾기

죽음을 수용하는 과정을 단계로 설명하는 단계론은 퀴블러 로스나 다른 학자들에 의해 여러 차례 수정되었다. 나는 단계론 자체에 그다지 큰 의미가 있다고는 생각되지 않는다. 퀴블러 로스 자신도 암을 선고받았을 때 "내 이론은 내게 어떤 위로도 되지 않았다"고 말했다고 한다.

장애수용론의 의미는 단계론을 치밀하게 검토하는 데 있는 것이 아니라 처음부터 느닷없이 수용을 요구해서는 안 된다는 점에 있다. 죽음을 받아들이려면 몇 가지 단계를 거쳐야만 하는 것이다. 이것을 치매를 앓는 사람들에게 적용하면 다음과 같다.

치매의 주변증상은 그들이 장애를 수용하는 과정에서 발생하는 혼란의 표현이라고 할 수 있다. 따라서 이러한 주변증상을 그저 억누르거나 없애면 된다고 생각해서는 안 된다. 수용할 때까지 함께 동반하는 자세가 필요하다.

그들과 함께 상황에 맞는 삶의 방식을 찾아내서 주변증상이 사라지도록 도와주어야 한다. 만약 주변증상의 의미를 생각지 않고 즉시 수용하기를 바라는 마음에 과도한 약물요법 등으로 증상을 없애려고만 한다면 성공하기도 힘들 뿐 아니라 큰 문제가 발생할 것이다.

한편 장애수용론의 한계는 장애를 수용하는 주체가 장애를 가지고 있는 본인이라고 단순하게 생각하는 데 있다. 이러한 생각 때문에 '장애수용론은 중추신경계 질환에는 적용할 수 없다. 왜냐하면 이러한 질환에서는 수용 주체 자체가 장애를 가지고 있기 때문'이라는 편향된 논의가 무성하다.

기존의 논의를 따라가는 한, 치매를 앓는 사람이 보이는 주변증상을 장애수용의 과정이라고 생각해도 치매환자는 수용할 능력이 없으므로 수용을 요구하는 것은 무리라는 것이 된다. 과연 그러할까?

아름다운 마무리

여기서 나의 개인적인 체험을 한 가지 이야기하고자 한다. 지난해 사촌 여동생이 위암으로 세상을 떠났다. 동생은 평생을 독신으로 살았고, 어학에 재능이 뛰어나 오랫동안 통역관으로 일했다. 나가노 올림픽 같은 큰 행사에도 참여했기 때문에 지방에 살던 나는 동생이 열심히 사는 모습을 텔레비전으로 확인할 수 있었다.

하지만 그 후 동생의 건강이 나빠졌다. 검사 결과 위암이라는 진단을 받았고, 살날이 얼마 남지 않았다는 사실을 알게 되었다. 동생은 의학적인 치료가 단지 수명을 연장하는 것일 뿐이라고 생각하고(이것이 옳고 그른지에 대한 이야기는 여기에서 하지 않겠다) 모든 의학적 처치를 거부했다. 종말기(terminal, 죽음만을 기다리는 상태에 이르렀을 때)가 다가오자 배에 복수가 차서 복수를 빼러 병원에 가기는 했지만 항암제 주사를 권유받아도 거절하고 그대로 돌아왔다.

동생은 '나는 내가 원하는 대로 살아왔다. 하지만 어머니와 충분한 시간을 보내지 못한 것만은 마음에 남는다'고 생각했다. 그래서 그때까지 거의 홀로 지내던 어머니와 함께 남은 시간을 보냈다. 어머니도 늙어 있었고 죽음이 가까이 다가와 있었다. 두 사람에게 있어서 죽음은 일상이었던 것이다.

어느 날 동생이 아는 사람이 세상을 떠났다. 동생은 이미 외출도 할 수 없는 상태였기 때문에 대신 어머니와 남동생이 장례식에 참석했다. 집으로 돌아온 두 사람은 상주의 인사말에 대해 이야기하기 시작했다.

"오늘 장례식 좀 너무했지? 상주가 대단한 사람이라던데, 말하는 건

왜 그런지…"

"'참석해주셔서 감사합니다' 이 말 말고는 우물우물 당최 무슨 말을 하는지 모르겠더라고요."

그러자 옆에서 두 사람의 이야기를 듣고 있던 동생이 끼어들었다.

"그런 자리에서 갑작스럽게 말을 하는 게 쉬울 리가 없죠. 그렇다고 장례업자한테 인사말을 시키는 건 싫어요. 이참에 제 장례식 때 읽을 글을 미리 써둬야겠어요."

말이 끝나기가 무섭게 동생은 광고전단지 뒷면(!)에 인사말을 쓰기 시작했다. 나도 그것을 본 적이 있는데 대충 이런 내용이었다.

"마지막 인생을 마음놓고 느긋하게 보내기 위해 누구에게도 제 병을 알리지 않았습니다. 이렇게 제멋대로인 모습도 저답다고 생각하시고 용서해주세요."

동생은 음식물도 제대로 삼키기 힘들어지자 칡가루로 식사를 대신했다. 칡가루를 아주 맛있게 입에 넣고 "아아, 이걸로 오늘 하루도 살아갈 수 있어!"라고 웃으며 말했다. 하지만 이런 상태에서도 주변에 결코 고통을 호소하지 않았다. 유일하게 받아들인 방문간호사가 아프면 좌약 정도는 쓰라고 권했지만, 그것도 두세 번 시도한 것이 다였다.

어느 날 동생은 끓인 물을 마시고 있는 어머니에게 자신도 마시고 싶다며 한 잔을 청했다. 어머니가 찻잔에 물을 따라주었는데 그것을 입에 대자마자 입술색이 싹 사라지고 눈 깜박임이 멈췄다. 그것이 마지막이었다. 어머니는 잠시 동안 숨이 멎은 딸의 얼굴을 쳐다본 후, 천천히 바닥에 눕히고 두 손을 모아주었다. 그런 다음 이웃에 사는 아들집에 딸의 죽음을 알리러 갔다. 며느리는 너무나도 침착한 시어머니의 태도에 처음에는 동생의 죽음을 믿지 않았다고 한다.

나는 동생이 죽음을 맞이한 방식이 아주 훌륭했다고 생각한다. 그러나 죽음을 수용한 것은 물론 동생이지만, 거기에는 죽음을 일상적인 것으로 감지하고 딸의 죽음까지 자연스러운 것으로 받아들인 어머니와 함께한 시간이 있었다는 것을 잊어서는 안 될 것이다. 또 친한 친구도 동생과 시간을 함께 보내면서 동생에게 큰 의지가 되었다고 한다. 어쨌든 혼자 죽음을 수용했다기보다 마지막 시간을 함께 보낸 사람들이 동생과 함께 죽음을 받아들였다고 생각하고 싶다.

치매에 걸려도 안심하고 살 수 있는 방법

치매에 대해서도 마찬가지다. 치매라는 병을 수용해야 하는 사람은 치매를 안고 있는 본인만이 아니다. 그들과 관계있는 사람들, 그들이 사는 지역, 그리고 사회 전체가 그들을 받아들일 수 있게 된다면, 또는 치매라는 사태를 자연스러운 삶의 과정(살고 늙어가고 병을 얻고 죽음에 이르는 과정) 중 하나로 볼 수 있게 된다면, 주변증상은 반드시 사라지고 치매라는 난병을 안고 있어도 활기차게 살아갈 수 있을 것이다.

우울한 눈빛으로 배회하고 있는 치매노인이 있다. 하지만 다른 입원환자들에게 폐가 된다는 이유로 침대에 고정시켜 놓아 천장만 바라보는 날들을 보낸다. 욕창이 생기고 표정은 딱딱해져서 산송장과 다름없다. 그리고 마침내 죽음을 맞는다. "이제 편히 쉬세요"라며 가족들은 머리를 어루만진다. 얼굴 위로 눈물이 떨어진다.

인생의 마지막을 이렇게 비참하게 보내는 치매노인들이 있다. 반대로 옛날에 닦은 솜씨를 발휘해서 젊은이들의 경탄을 자아내며 순간순간을 충실히 살고 있는 치매노인들도 있다. 그들의 웃는 얼굴을 보면 성스러운 체험을 한 자들만이 가지는 투명함과 상쾌함이 느껴진다. 그 모습은 큰 감동을 안겨준다.

두 가지 삶 사이에는 너무나도 큰 차이가 존재한다. 이 차이는 치매라는 병의 차이 때문에 생기는 게 아니다. 오히려 그들이 처한 상황의 차이 때문에 만들어진다. 치매를 앓는 사람들의 불행과 비참함은 우리가 만들어낸 불행이며 비참함이다.

"치매에 걸려도 마음은 살아 있다."

"치매에 걸려도 안심하고 살 수 있는 사회를!"

이것은 세계 알츠하이머의 날(2008년 9월 21일)을 준비하며 '치매가족협회'가 수년간 내세우고 있는 슬로건이다. 이 책을 통해 내가 말하고 싶은 모든 것이기도 하다.

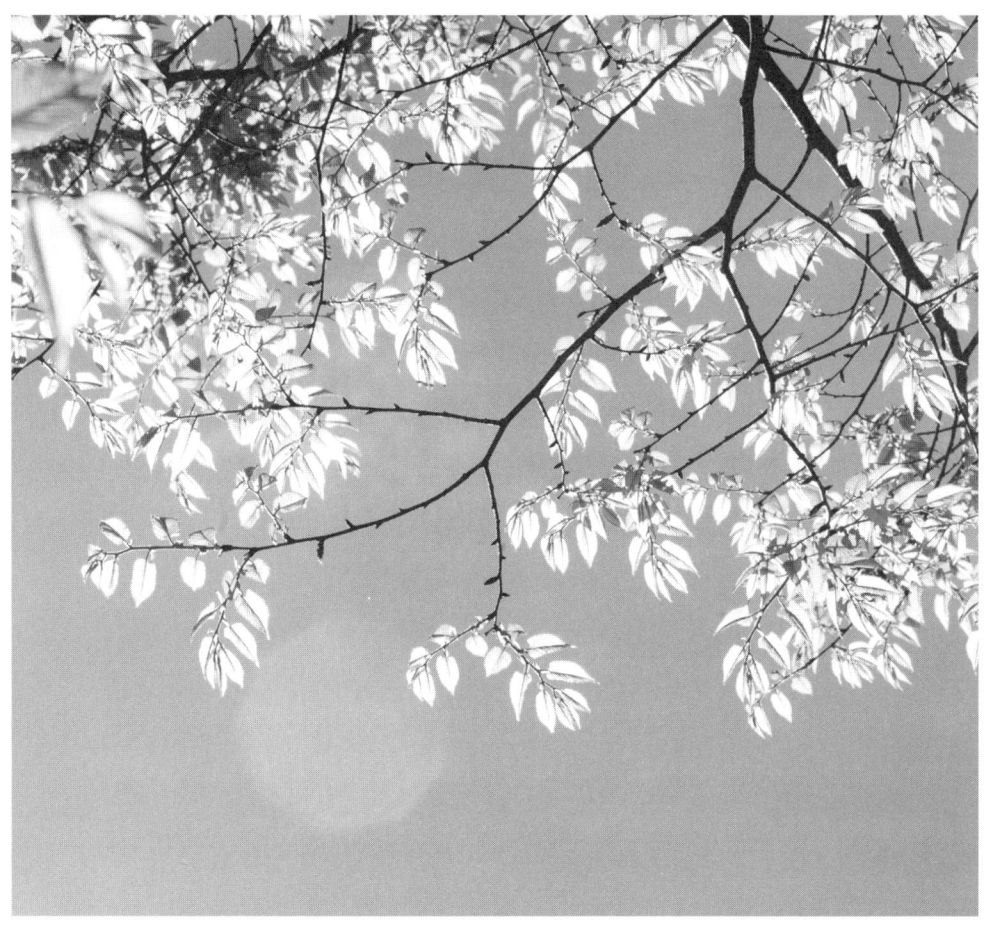

6장
생명의 바다

무한히 이어지는 관계의 망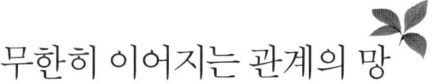

나는 지금 폐암에 걸렸다. 증상이 전혀 없어 생각지도 못했는데 작년 봄 건강검진에서 암이 발견되었다. 정밀검사를 받은 결과 암이 이미 온몸에 전이되어 있었다. 의사에게 살날이 얼마 남지 않았다는 선고를 받았다. 그러나 나는 처음부터 별 동요 없이 아주 침착하게 사태를 받아들였다. 그 점이 스스로도 이상했다. 가끔 그 이유를 생각할 때가 있다. 물론 확실한 답은 얻을 수 없었다. 하지만 치매를 앓는 사람들과 함께 살아온 것과 깊은 관계가 있을 것이라는 생각이 든다.

그들과 있으면 인간의 삶이란 개개인을 초월하고 있다는 느낌이 든다. 그 때문인지 '나'에 대한 집착도 젊었을 때와 비교하면 현저히 줄어들었다. 아니 그보다 내 자신이 관계를 이어주는 연결고리라는 느낌을 강하게 받는다. 이러한 유대감은 병을 얻고 난 뒤 더 강해져서 나의 남은 생을 지탱해주고 충실하게 만들어주고 있다. 그리고 이 책을 쓰게

한 원동력이 되었다.

지금 나는 어떤 이미지를 떠올리고 있다.
그것은 복잡하게 서로 얽혀 있는 관계의 망(網)이다.
무한히 뻗어 있는 이 관계는 복잡할 뿐만 아니라 마치 생물처럼 꿈틀거리며 순간순간 변하고 있다. 이 관계를 구성하고 있는 것은 인간이다.
이 관계의 망은 생명의 바다로 변한다.
우리는 그 바다를 떠다니고 있다. 생명의 바다에서 살고 있는 것이다.
무한한 시간의 흐름 속에서 생명의 등불이 하나둘씩 사라져 바다의 어둠 속으로 돌아간다. 그 어둠 속에서 또 다른 등불이 태어난다. 등불은 파도에 흔들려 마치 반딧불처럼 깜박인다.
생명의 바다가 막힘없이 흘러가면 바다 위를 떠다니는 우리의 삶도 막힘없이 흘러간다. 하지만 이 바다의 흐름이 어딘가에서 막혀버리면, 그렇지 않아도 흘러가기 힘든 우리 인생은 거기에 붙잡혀 빛을 잃어간다.
이것은 늪과도 같다. 이 늪은 생명의 바다가 흐르는 것을 더욱 심각하게 막는다.
그러나 늪에 빠져 있던 우리 삶이 다시 빛을 발하면서 생명의 바다를 떠다니기 시작하면, 생명의 바다는 빛으로 가득 차게 된다.

흩날리는 눈 속에 우주가 보이고, 또 그 우주 속에 눈이 내리고 있네
_료칸

맺는 글

나를 성장하게 해준 사람들

이 책은 많은 선배들이 이룩해 놓은 위업이 없었다면 나오기 어려웠을 것이다. 그러나 책의 성격상 인용한 저서나 문헌 또는 빌려 쓴 문장 등의 출처를 전부 생략했다. 하지만 반드시 언급하고 넘어가야 할 것이 몇 가지 있다.

우선 이 책의 뼈대가 된 것은 이보다 전에 쓴 졸저 《치매노인이 본 세계》(岩崎学術出版社, 1998)이다. 중복되는 내용이 많지만 학문적 치밀성을 중시하는 독자에게는 도움이 될 것이다. 물론 참고문헌도 수록되어 있다.

고 하루토의 소설은 《고 하루토 전집 4권》(晶文社, 1989)에서 인용했다. 일부 행 바꾸기는 생략했음을 용서해주시기 바란다.

인용한 시가(詩歌)의 출처는 사이토 후미의 《사이토 후미 전가집 1928~1993》(大和書店, 1997), 후지카와 신노스케의 《어머니》(포플러

사, 2000), 아마노 다다시의 《만년》(編集工房노아, 1989)이며, 이케시타 가즈히코의 시는 한정된 부수만 개인적으로 출판한 사가판으로 원본을 손에 넣지 못했다. 다행히 마쓰나가 고이치의 《쾌로(快老) 스타일》(大和書店, 2000)이 출간되어 인용할 수 있었다. 마쓰나가 씨께 이 자리를 빌어 감사드린다.

3장의 간병 의식에 대한 조사는 미야타케 다케시의 《간병보험이란 무엇인가》(保健同人社, 1995)에서 인용했다. 또한 크리스틴 브라이든의 저서 《Who will I be when I die?》(Harper Collins Pub, 1998)는 히가 키요코가 번역한 《나는 누가 되어가나?》(크리에이츠 가모가와)를 참고했다.

나를 믿고 마음을 열어준 여러분들, 치매를 앓고 있는 분들과 그 가족, 그리고 그들을 보살펴온 많은 사람들 덕분에 나는 성장했고 여기까지 올 수 있었다. 진심으로 감사를 드리며 그분들께 이 책을 바친다.